Vasanti Suvarna
Blessy Johnkutty
Pramila Chaubey

# Método HPLC para a estimativa da piperina numa formulação à base de plantas

**Vasanti Suvarna**
**Blessy Johnkutty**
**Pramila Chaubey**

# Método HPLC para a estimativa da piperina numa formulação à base de plantas

ScienciaScripts

**Imprint**

Any brand names and product names mentioned in this book are subject to trademark, brand or patent protection and are trademarks or registered trademarks of their respective holders. The use of brand names, product names, common names, trade names, product descriptions etc. even without a particular marking in this work is in no way to be construed to mean that such names may be regarded as unrestricted in respect of trademark and brand protection legislation and could thus be used by anyone.

Cover image: www.ingimage.com

This book is a translation from the original published under ISBN 978-3-330-01332-2.

Publisher:
Sciencia Scripts
is a trademark of
Dodo Books Indian Ocean Ltd. and OmniScriptum S.R.L publishing group

120 High Road, East Finchley, London, N2 9ED, United Kingdom
Str. Armeneasca 28/1, office 1, Chisinau MD-2012, Republic of Moldova, Europe
Printed at: see last page
ISBN: 978-620-7-75414-4

# ÍNDICE DE CONTEÚDOS

# CAPÍTULO 1

# INTRODUÇÃO

As técnicas analíticas modernas desempenham um papel fundamental na avaliação dos padrões de qualidade química dos medicamentos. Assim, as técnicas analíticas são necessárias para fixar os padrões dos medicamentos e para o seu controlo regular.[1] Os métodos analíticos são o conjunto de técnicas que nos permitem conhecer qualitativa e/ou quantitativamente a composição de qualquer material e produto químico presente numa formulação. Os métodos analíticos são desenvolvidos com o objetivo de estabelecer a identidade, a pureza, as características físicas e a potência dos medicamentos, quer a partir do medicamento a granel quer a partir da sua forma de dosagem. Apoiam igualmente os estudos de segurança e caraterização ou as avaliações do desempenho dos medicamentos.[2] Os produtos farmacêuticos formulados com mais do que um fármaco, normalmente designados por produtos combinados, destinam-se a satisfazer necessidades anteriormente não satisfeitas dos doentes, combinando os efeitos terapêuticos de dois ou mais fármacos num único produto. São desenvolvidos métodos para apoiar o ensaio de medicamentos em relação às especificações durante as operações de fabrico e de libertação de qualidade, bem como durante os estudos de estabilidade a longo prazo. O desenvolvimento eficaz de métodos garante a otimização dos recursos laboratoriais, ao mesmo tempo que os métodos cumprem os objectivos exigidos em cada fase do desenvolvimento do medicamento. De acordo com a Conferência Internacional sobre Harmonização (ICH), os tipos mais comuns de procedimentos analíticos são: (i) testes de identificação, (ii) testes quantitativos da fração ativa em amostras de IFA ou de medicamento ou de outro(s) componente(s) selecionado(s) do medicamento, (iii) testes quantitativos do teor de impurezas, (iv) testes de limites para o controlo de impurezas.[3] De todas as técnicas analíticas, a "cromatografia" é uma das técnicas mais utilizadas para a análise de formas de dosagem de um ou vários componentes.[4]

## 2. CROMATOGRAFIA NA ANÁLISE FARMACÊUTICA

A cromatografia é um método versátil de separação de muitos tipos diferentes de misturas químicas. A cromatografia tornou-se uma pedra angular da **ciência da separação**, o ramo da química dedicado à separação de compostos de misturas. Existem duas categorias principais de cromatografia: **preparativa e analítica.**

- O trabalho **analítico** (que pode ser utilizado num laboratório ambiental) utiliza amostras de pequenas dimensões; o objetivo é separar os compostos para os identificar.

- O trabalho **preparatório** (que pode ser utilizado na indústria farmacêutica) utiliza grandes quantidades de amostras e recolhe o produto a granel; o objetivo da cromatografia neste caso é remover as impurezas de um produto comercial.

Nos métodos cromatográficos, a separação baseia-se na variação da distribuição de diferentes compostos entre duas fases diferentes - uma fase estacionária e uma fase móvel. Uma fase estacionária é geralmente um sólido, um líquido espesso ou um revestimento ligado que permanece fixo num local, e uma fase móvel ou eluente (geralmente um líquido ou gás) move-se através dela ou por ela. Uma amostra a separar, quando colocada na fase estacionária, move-se gradualmente na mesma direção que a fase móvel. Se um composto da amostra (ou analito) não tiver qualquer interação com a fase estacionária, irá atravessá-la e sair do sistema (eluir) à mesma velocidade que a fase móvel. Por outro lado, se uma substância a analisar não tiver qualquer interação com a fase móvel, irá aderir diretamente à fase estacionária e nunca eluirá.

**CROMATOGRAFIA LÍQUIDA DE ALTA EFICIÊNCIA**

A eficiência de uma separação aumenta se as partículas da fase estacionária forem mais pequenas. Isto deve-se ao facto de o soluto poder equilibrar-se mais rapidamente entre as duas fases. No entanto, se as partículas forem mais pequenas, a ação capilar aumenta e torna-se mais difícil drenar a coluna por gravidade. Consequentemente, tem de ser aplicada uma pressão elevada ao solvente para o forçar a passar pela coluna. A fase estacionária é normalmente constituída por partículas de sílica porosas uniformes com um diâmetro de $10^{-6}$ m, tendo os poros superficiais um diâmetro de $10^{-8}$ -$10^{-9}$ m. (Isto confere ao sólido uma área superficial muito elevada.) As partículas podem ser ligadas a um líquido não volátil que permite a interação de solutos com diferentes polaridades. Estes líquidos são mantidos nas partículas de sílica por ligações covalentes. - Por exemplo, a superfície de uma resina polar tem o A interação é então possível entre o par solitário de electrões no átomo de azoto e a molécula do soluto. As partículas da fase estacionária são embaladas na coluna de HPLC e são mantidas no lugar por fibras de vidro revestidas com moléculas inertes de alquil silano. A separação em HPLC é normalmente tão eficiente que não é necessária uma coluna longa. (Se a coluna fosse demasiado longa, a pressão necessária seria excessiva.) As colunas têm normalmente 10-30 cm de comprimento, com um diâmetro interno de 4 mm. A reprodutibilidade é essencial, o que só é possível se for mantido um caudal constante. Os caudais das colunas de HPLC são lentos - frequentemente na gama de 0,5-5 $cm^3$ $min^1$ . Os volumes das colunas são muito pequenos, o que significa que a injeção da amostra deve ser muito precisa e rápida, sem perturbar o fluxo do solvente. Os volumes das amostras são pequenos - 5-20 mm$^3$ são normalmente suficientes. As quantidades que passam através da coluna são normalmente demasiado pequenas para serem extraídas do solvente antes da identificação, pelo que os solutos em solução são analisados à medida que saem da coluna. A maioria dos compostos separados por HPLC absorve luz ultravioleta. O eluato é passado ao longo de uma pequena célula para que a radiação ultravioleta possa passar através do líquido.

Outros métodos utilizados em conjunto com a HPLC para determinar a presença de solutos baseiam-se em:

1. Espectrometria de massa;

2. Espectroscopia de infravermelhos;

3. Espectroscopia do visível;

4. Espectroscopia de ultravioleta;

5. Espectroscopia de fluorescência;

6. Medição da condutividade;

7. Medição do índice de refração.

Qualquer que seja o método utilizado, é vital que o volume de líquido utilizado seja muito pequeno, caso contrário a nitidez dos picos de separação desaparecerá e a resolução do cromatograma final perder-se-á. Uma vez estabelecido o tempo de retenção de um soluto para uma coluna utilizando um conjunto de condições de funcionamento, esse soluto pode ser identificado numa mistura a partir do seu tempo de retenção (assumindo que não está também presente outro componente com o mesmo tempo de retenção).

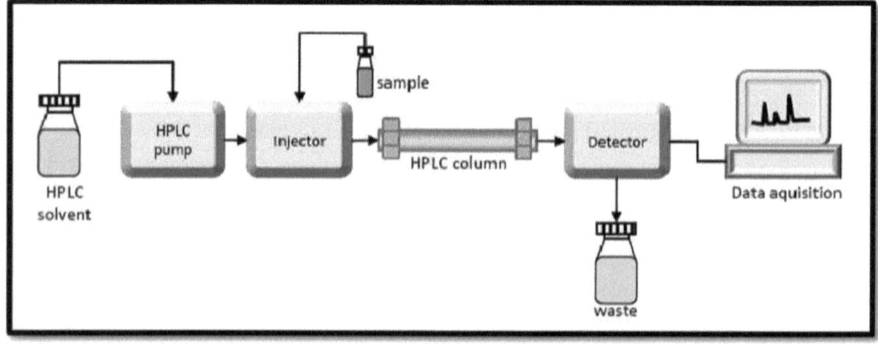

**Figura . 1.1 Diagrama de blocos doHPLC**

## Componentes básicos deHPLC:-

1. Bomba
2. Injetor
3. Coluna
4. Detetor
5. Gravadores e integradores

**1. BOMBA**

O papel da bomba é forçar um líquido (chamado fase móvel) através do cromatógrafo líquido a um caudal específico, expresso em mililitros por minuto (mL/min).

- Os caudais normais em HPLC situam-se no intervalo de 1 a 2 ml/min.

- As bombas típicas podem atingir pressões na gama de 6000-9000 psi (400- a 600-bar).

- Durante a experiência cromatográfica, uma bomba pode fornecer uma composição constante da fase móvel (isocrática) ou uma composição crescente da fase móvel (gradiente).

**a) BOMBA ISOCRÁTICA:** fornece uma composição constante da fase móvel;

- O solvente deve ser pré-misturado; bomba de menor custo

- Ideal para separações simples

- Frequentemente utilizado em aplicações de controlo de qualidade que apoiam e estão muito próximas do processo de fabrico.

**b) BOMBA GRADIENTE:** fornece uma composição variável da fase móvel;

- Pode ser utilizado para misturar e fornecer uma fase móvel isocrática ou uma fase móvel gradiente

- Ideal para a análise de amostras complexas

- Frequentemente utilizado no desenvolvimento de métodos para misturas desconhecidas

I. **A bomba de gradiente binário** fornece dois solventes

II. **Bomba de gradiente trimestral** - pode fornecer quatro solventes.

## II. INJECTOR

- O injetor serve para introduzir a amostra líquida no fluxo da fase móvel.

- Os volumes de amostra típicos são de 5 a 20 microlitros ($\mu$L).

- O injetor deve também ser capaz de suportar as elevadas pressões do sistema líquido

- Um amostrador automático é a versão automática para quando o utilizador tem muitas amostras para analisar ou quando a injeção manual não é prática.

### a) Injetor manual

1. O utilizador carrega manualmente a amostra no injetor utilizando uma seringa

2. Em seguida, roda o manípulo para injetar a amostra na fase móvel em fluxo, que transporta a amostra para o início (cabeça) da coluna, que se encontra a alta pressão

### b) Amostrador automático

1. O utilizador carrega os frascos cheios de solução de amostra no tabuleiro do amostrador automático (100 amostras)

2. O amostrador automático mede automaticamente o volume de amostra adequado, injecta a amostra e, em seguida, lava o injetor para estar pronto para a amostra seguinte, etc., até que todos os frascos de amostra sejam processados para funcionamento automático sem supervisão.

## III. COLUNA

Considerada o "coração do cromatógrafo", a fase estacionária da coluna separa os componentes da amostra de interesse utilizando vários parâmetros físicos e químicos

- As pequenas partículas no interior da coluna são a causa da elevada contrapressão em caudais normais.

- A bomba tem de fazer força para mover a fase móvel através da coluna e esta resistência provoca uma pressão elevada no cromatógrafo.

## Tipos de colunas em HPLC

- Analítico [diâmetro interno (d.i.) 1,0 -4,6 mm; comprimentos 15 -250 mm]

- Preparativos (i.d. > 4,6 mm; comprimentos 50 -250 mm)

- Capilar (i.d. 0,1 -1,0 mm; vários comprimentos)

- Nano (i.d. <0,1 mm, ou por vezes indicado como < 100 μm)

**Materiais de construção da tubagem**

- Aço inoxidável (o mais popular; oferece capacidades de alta pressão)

- Vidro (sobretudo para biomoléculas)

- Polímero PEEK (biocompatível e quimicamente inerte à maioria dos solventes).

## IV.  DETECTOR

O detetor pode ver (detetar) as moléculas individuais que saem (eluem) da coluna.

-Um detetor serve para medir a quantidade dessas moléculas para que o químico possa analisar quantitativamente os componentes da amostra.

-O detetor fornece uma saída para um registador ou computador que resulta no cromatograma líquido (ou seja, o gráfico da resposta do detetor).

**Diferentes tipos de detectores**

i.   Detectores de propriedade de massa ou diferenciais: A deteção por este detetor foi efectuada medindo a propriedade a granel do eluato. (Índice de refração)

ii.  Detectores de propriedades do soluto ou detectores selectivos: As propriedades do soluto serão detectadas neste detetor.

Por exemplo, detectores de UV, de fluorescência, detectores electroquímicos.

iii.  Detectores mais utilizados em HPLC

**a)** Detectores fotométricos (detectores UV-visível)

- Detetor de comprimento de onda único

- Detetor multi-comprimento de onda

- Detetor de comprimento de onda variável

- Detectores programáveis

- Detetor de díodos

**b)** Detetor flourimétrico

**c)** Detetor de índice de refração

**d)** Detetor eletroquímico

**e)** Detetor de radioatividade

## V. COMPUTADOR/GRAVADOR/INTEGRADOR

Frequentemente designado por sistema de dados, o computador não só controla todos os módulos do instrumento de HPLC, como também recebe o sinal do detetor e utiliza-o para determinar o tempo de eluição (tempo de retenção) dos componentes da amostra (análise qualitativa) e a quantidade de amostra (análise quantitativa). Registam a linha de base e todos os picos obtidos em função do tempo. O tempo de retenção de todos os picos pode ser obtido a partir desses registos, mas a área de cada pico não pode ser conhecida.

Os integradores são versões melhoradas dos registadores com algumas capacidades de processamento de dados. Podem registar os picos individuais com tempo de retenção, altura, largura dos picos, área do pico, área percentual, etc. Os integradores fornecem mais informações sobre os picos do que os registadores.

### DESGASEIFICAÇÃO DE SOLVENTES

Vários gases são solúveis em solventes orgânicos. Quando os solventes são bombeados a alta pressão, formam-se bolhas de gás que interferem no processo de separação, na linha de base estável e na forma do pico. Por conseguinte, a desgaseificação do solvente é importante. Isto pode ser feito utilizando o seguinte: -

**Ultra-sonicação:** Sonicação realizada com ultra-sons, que convertem frequências ultra-altas em vibrações mecânicas. Isto provoca a remoção de bolhas de ar.

### Vantagens da HPLC

1. Trata-se de um processo potente, adaptável e automatizado, cujos resultados são obtidos rápida e facilmente.

2. São obtidos resultados de alta resolução.

3. O HPLC fornece gestão de dados, funcionalidades de segurança, relatórios e validação de instrumentos.

4. A produtividade pode ser aumentada através da gestão de todas as áreas de análise, desde a amostra até ao instrumento e desde a separação até à comunicação dos resultados.

5. Necessita de uma pequena amostra para análise.

6. Resultados exactos.

7. Método rápido de análise da amostra.

## Desvantagens da HPLC

1. A HPLC pode ser dispendiosa, exigindo grandes quantidades de produtos orgânicos caros.

2. A HPLC tem baixa sensibilidade para certos compostos, e alguns não podem ser detectados porque são irreversivelmente adsorvidos.

## Aplicações de HPLC

A HPLC pode ser utilizada para a identificação, quantificação e resolução de um composto, enquanto que a HPLC preparativa difere da HPLC analítica, uma vez que é utilizada para o isolamento e purificação de compostos e para obter informações sobre o composto.

☐ **Separação química**: Baseia-se no facto de que certos compostos têm diferentes taxas de migração numa determinada coluna e fase móvel, sendo a extensão ou grau de separação determinado principalmente pela escolha da fase estacionária e da fase móvel.

☐ **Purificação**: A purificação é definida como o processo de separar ou extrair o composto alvo de uma mistura de compostos ou contaminantes. Cada composto apresenta um pico caraterístico em determinadas condições cromatográficas. A migração dos compostos e contaminantes através da coluna tem de ser suficientemente diferente para que o composto puro desejado possa ser recolhido ou extraído sem incorrer em qualquer outro composto indesejável.

☐ **Identificação:** Geralmente, o ensaio dos compostos é efectuado por HPLC. Os parâmetros deste ensaio devem ser tais que se observe no cromatógrafo um pico limpo da amostra conhecida. O pico de identificação deve ter um tempo de retenção razoável e deve estar bem separado de picos estranhos nos níveis de deteção em que o ensaio será efectuado.

**Outras aplicações da HPLC**

### Aplicações farmacêuticas:

- Estudo da dissolução de dosagens farmacêuticas em comprimidos.

- Determinação do prazo de validade dos produtos farmacêuticos

- Identificação dos princípios activos das formas de dosagem

- Controlo da qualidade farmacêutica

**Aplicações ambientais**

- Deteção de compostos fenólicos na água potável

- Identificação de difenidramina em amostras sedimentadas

- Bio-monitorização de poluentes

**Forense**

- Quantificação do fármaco em amostras biológicas

- Identificação de esteróides anabolizantes no soro, urina, suor e cabelo.

- Análise forense de corantes têxteis

- Determinação de cocaína e metabolitos no sangue.

❖ **Clínico**

- Quantificação de iões na urina humana Análise de antibióticos no plasma sanguíneo.

- Estimativa da bilirrubina e da bilivirdina no plasma sanguíneo em caso de perturbações hepáticas.

- Deteção de neuropeptídeos endógenos em fluidos extracelulares do cérebro.

**Comida e sabor**

- Garantir a qualidade dos refrigerantes e da água potável

- Análise da cerveja.

- Análise de açúcares em sumos de fruta.

- Análise de compostos policíclicos em produtos hortícolas.

- Análise de vestígios de altos explosivos militares em culturas agrícolas.

# DESENVOLVIMENTO DE MÉTODOS ANALÍTICOS

O desenvolvimento, validação e transferência de métodos analíticos são elementos-chave de qualquer programa de desenvolvimento farmacêutico. Muitas vezes considerados rotina, é-lhes prestada muito pouca atenção no que diz respeito ao seu potencial para contribuir para o tempo de desenvolvimento global e para a eficiência de custos. O desenvolvimento eficaz de métodos garante que os recursos laboratoriais são optimizados, enquanto os métodos cumprem os objectivos exigidos em cada fase do desenvolvimento do medicamento. A validação de métodos, exigida pelas agências reguladoras em determinadas fases do processo de aprovação de medicamentos, é definida como o "processo de demonstração de que os procedimentos analíticos são adequados para a utilização pretendida". Os métodos analíticos destinam-se a estabelecer a identidade, a pureza, as características físicas e a potência dos medicamentos que utilizamos. Os métodos são desenvolvidos para apoiar o ensaio de medicamentos em relação às especificações durante as operações de fabrico e de libertação de qualidade, bem como durante os estudos de estabilidade a longo prazo. Os métodos podem também apoiar estudos de segurança e caraterização ou avaliações do desempenho dos medicamentos. Os parâmetros de desempenho do método que são aplicáveis à maioria dos métodos são apresentados no Quadro

| PARAMETER | DEFINITION |
|---|---|
| Accuracy | An assessment of the difference between the measured value and the real value |
| Precision | A measurement of the agreement for multiple measurements on the same sample. |
| Specificity | The ability to assess the analyte when in the presence of other components |
| Limit of Detection and Quantification | The lowest amounts of analyte that can be detected / determined accurately, respectively |
| Linearity and range | The proportionality of the measurement to the concentration of the analyte within a specified range |
| Robustness | A check of the effect of deliberate small changes to the method on the results |

## DESENVOLVIMENTO DE MÉTODOS ANALÍTICOS POR HPLC

É possível desenvolver métodos de análise de fármacos em formas de dosagem, desde que se tenha conhecimento da natureza da amostra, da sua polaridade, peso molecular, carácter iónico e parâmetro de solubilidade. O desenvolvimento de métodos envolve procedimentos consideráveis de tentativa e erro. O problema mais difícil é normalmente por onde começar, que tipo de coluna vale a pena experimentar com que tipo de fase móvel. O esquema de desenvolvimento do método para uma substância típica relacionada com a HPLC é descrito a seguir: 1.

Definir os objectivos do desenvolvimento do método e compreender a química da substância a analisar e do medicamento.

2. Identificar os "pontos fracos" do método e otimizar o método através da conceção experimental. Compreender o desempenho do método em diferentes condições, diferentes configurações de instrumentos e diferentes amostras.

3. Desenvolver condições preliminares de HPLC para obter separações minimamente aceitáveis. Estas condições de HPLC serão utilizadas para todas as experiências subsequentes de desenvolvimento de métodos.

4. Determinar um método de normalização adequado e a utilização de factores de resposta relativos nos cálculos.

5. Desenvolver um esquema adequado de preparação de amostras para o medicamento.

6. Completar a validação do método de acordo com as directrizes da CIH, tal como referido em Q2 (R1)

O desenvolvimento do método de HPLC é influenciado pela natureza das substâncias a analisar e segue geralmente as seguintes etapas:

**<u>Etapa 1 - Seleção do sistema</u>**

Ao desenvolver um método de HPLC, o primeiro passo é sempre consultar a literatura para verificar se a separação já foi efectuada anteriormente. Isto poupará tempo em trabalho experimental desnecessário. Se a amostra incluir analitos polares, a HPLC de fase inversa oferecerá retenção e resolução adequadas, enquanto a HPLC de fase normal será muito menos viável. Devem ser tidos em consideração os seguintes pontos:

- Tipos de cromatografia

- HPLC de gradiente

- Dimensões da coluna

**<u>Etapa 2 - Seleção dos parâmetros</u>**

Esta etapa determina as condições óptimas para reter adequadamente todas as substâncias a analisar; isto é, para garantir que nenhuma substância a analisar tem uma retenção fraca que possa resultar na sobreposição de picos e que nenhuma substância a analisar tem uma retenção excessiva que possa levar a um tempo de análise longo e a picos largos com fraca detetabilidade. Envolve a seleção dos seguintes parâmetros:

- Papel do pH
- Papel do tampão

## Etapa 3 - Otimização dos parâmetros

O objetivo desta etapa é obter uma seletividade adequada (espaçamento entre picos). As composições da fase móvel e da fase estacionária devem ser tidas em conta. Para minimizar o número de cromatogramas de ensaio envolvidos, apenas devem ser examinados os parâmetros que possam ter um efeito significativo na seletividade durante a otimização.

- Papel da coluna
- Papel da temperatura
- Papel do caudal

### Etapa 4 - Validação do método

**Parâmetros analíticos utilizados na validação do ensaio de acordo com as directrizes ICH:**

A validação (avaliação da adequação) de uma técnica analítica é um procedimento destinado a obter provas, justificadas experimentalmente, da capacidade dessa técnica para produzir resultados caracterizados pela exatidão e precisão exigidas. Todas as técnicas analíticas utilizadas para o desenvolvimento de produtos farmacêuticos e para a determinação das suas características de qualidade têm de ser validadas. No caso de utilização de métodos estipulados e descritos na Farmacopeia Nacional, não é necessário avaliar a sua adequação, desde que as análises sejam efectuadas com estrita observância do texto de cada artigo específico. Na maioria dos outros casos, especialmente nos casos de modificação da composição do medicamento, do esquema de síntese ou do procedimento analítico, é necessário reavaliar a adequação das técnicas analíticas.

A validação de métodos é, por conseguinte, uma componente essencial das medidas que um laboratório deve aplicar para produzir dados analíticos fiáveis. Foram elaborados vários protocolos e directrizes sobre validação de métodos e incerteza, nomeadamente em documentos da Association of Official Analytical Chemists (AOAC), da International Conference on Harmonization (ICH), das Farmacopeias e da Eurachem. O processo de validação do método analítico deve demonstrar que o método é adequado ao seu objetivo. A validação deve seguir um plano que inclua o âmbito do método, as características de desempenho do método e os limites de aceitação. Os parâmetros normalmente examinados no processo de validação são os limites de deteção e quantificação, exatidão, precisão, seletividade/especificidade, linearidade, intervalo, robustez e robustez. Deve ser gerado um relatório de validação com todas as condições experimentais e as estatísticas completas. Se forem utilizados métodos-padrão, deve verificar-se se o âmbito do método e os dados de validação, por exemplo, a matriz da amostra, a linearidade, o intervalo e os limites de deteção cumprem os requisitos de análise do laboratório; caso contrário, a validação do método-padrão deve ser repetida utilizando os próprios resultados do laboratório. Assim, o presente trabalho tem por objetivo desenvolver e validar um novo método de Cromatografia Líquida de Alta Eficiência (HPLC) para uma análise deste tipo. A validação do desenvolvimento de métodos analíticos é agora exigida pelas autoridades reguladoras para autorizações de comercialização e foram publicadas directrizes. Os parâmetros a considerar na validação de um método são os seguintes

## I. Especificidade

A seletividade de um método analítico é a sua capacidade de medir com precisão e especificamente a substância a analisar na presença de componentes que se espera que estejam presentes na matriz da amostra. A falta de especificidade de um procedimento analítico individual pode ser compensada por outros procedimentos analíticos de apoio. Deve ser efectuada uma investigação da especificidade durante a validação dos testes de identificação, a determinação de impurezas e o ensaio. Os procedimentos utilizados para demonstrar a especificidade dependerão do objetivo pretendido do procedimento analítico.

## II. Exatidão

A precisão de um procedimento analítico exprime a proximidade da concordância entre o valor que é aceite como valor verdadeiro convencional ou como valor de referência aceite e o valor encontrado.

Normalmente, a exatidão é representada e determinada por estudos de recuperação, mas existem três formas de determinar a exatidão:

1) Comparação com uma norma de referência

2) Recuperação da substância a analisar adicionada à matriz do branco, ou

3) Adição de padrão da substância a analisar.

A determinação da exatidão de um método de HPLC deve ser efectuada com um mínimo de nove medições, utilizando pelo menos três concentrações. Esta abordagem minimiza qualquer variabilidade e/ou enviesamento na técnica de preparação da amostra e na análise de uma amostra com apenas uma concentração. Um exemplo seria três medições em duplicado, cada uma com três preparações de concentrações diferentes. A média dos nove valores é calculada e utilizada para a determinação da exatidão final. Os resultados destas medições são então comparados com os resultados obtidos por outros métodos ou com os resultados registados num certificado de análise de uma fonte externa.

## III. Precisão

A precisão de um procedimento analítico exprime a proximidade de concordância entre uma série de medições obtidas a partir de amostragens múltiplas da mesma amostra homogénea nas condições prescritas. A precisão de um procedimento analítico é geralmente expressa pela variância, desvio padrão ou coeficiente de variação de uma série de medições. A validação de testes para ensaio e para determinação quantitativa de impurezas inclui uma investigação da precisão.

## IV. Repetibilidade

Exprime a precisão nas mesmas condições de funcionamento durante um curto intervalo de tempo. A repetibilidade é também designada por precisão intra-ensaio. Deve ser avaliada utilizando um mínimo de nove determinações que abranjam a gama especificada para o procedimento (por exemplo, três concentrações/três réplicas cada) ou um mínimo de determinações a 100% da concentração de ensaio.

## V. Precisão intermédia

A medida em que a precisão intermédia deve ser estabelecida depende das circunstâncias em que o procedimento se destina a ser utilizado. O requerente deve determinar os efeitos de acontecimentos aleatórios na precisão do procedimento analítico. As variações típicas a estudar incluem os dias, os analistas, o equipamento, etc.

## VI. Reprodutibilidade

A reprodutibilidade é avaliada por meio de um ensaio interlaboratorial. Examina a precisão entre laboratórios e é frequentemente determinada em estudos de colaboração ou em experiências de transferência de métodos. A reprodutibilidade deve ser considerada no caso da normalização de um procedimento analítico, por exemplo, a inclusão de procedimentos em farmacopeias.

A avaliação da precisão durante a validação inicial do método aplica-se frequentemente às duas primeiras: repetibilidade e precisão intermédia. A reprodutibilidade é normalmente determinada durante a transferência do método para outro laboratório ou local. A precisão é frequentemente expressa pelo desvio padrão (SD) ou pelo desvio padrão relativo (RSD) de um conjunto de dados. Se um conjunto de n medições for definido como Onde xi são        as              medições individuais da amostra. O desvio-padrão

e o desvio-padrão relativo (RSD) ou coeficiente de variação (CV) é

$$\text{RSD (\%)} = 100 * \text{SD}/\text{Média}$$

## VII. Linearidade

A linearidade de um procedimento analítico é a sua capacidade (dentro de um determinado intervalo) de obter resultados de teste que são diretamente proporcionais à concentração (quantidade) da substância a analisar na amostra. O estudo de linearidade foi efectuado de 3,0% a 150,0% da solução de concentração de trabalho.

A linearidade deve ser avaliada por inspeção visual de um gráfico dos sinais em função da concentração ou do teor da substância a analisar. Se existir uma relação linear, os resultados dos ensaios devem ser avaliados através de métodos estatísticos adequados.

Um método geralmente superior para determinar a linearidade do método em amplas gamas de concentração através de duas vias

    1. Gráfico de linearidade do rácio área de pico vs. concentração da substância a analisar

    2. Gráfico de linearidade utilizando sensibilidade vs. concentração

## VIII. Alcance

A gama de um procedimento analítico é o intervalo entre as concentrações (quantidades) superior e inferior da substância a analisar na amostra, incluindo as concentrações para as quais se demonstrou que o procedimento analítico tem um nível adequado de precisão, exatidão e linearidade. Devem ser considerados os seguintes intervalos mínimos especificados.

Para o ensaio de uma substância ativa ou de um produto acabado, normalmente de 80-120 % da concentração de ensaio.

## IX.  Limite de deteção

O limite de deteção é determinado pela análise de amostras com uma concentração conhecida da substância a analisar e pelo estabelecimento do nível mínimo a que a substância a analisar pode ser detectada de forma fiável.

## X.  Limite de quantificação

O limite de quantificação é geralmente determinado pela análise de amostras com concentrações conhecidas da substância a analisar e pelo estabelecimento do nível mínimo a que a substância a analisar pode ser quantificada com exatidão e precisão aceitáveis.

## XI.  Robustez

A avaliação da robustez deve ser considerada durante a fase de desenvolvimento e depende do tipo de procedimento em estudo. Deve mostrar a fiabilidade de uma análise em relação a variações deliberadas dos parâmetros do método (caudal, comprimento de onda, composição da fase móvel, pH do tampão).

## Cenário da terapia à base de plantas: a nível mundial e na Índia

As terapias à base de plantas estão classificadas em quatro grandes sistemas de medicina: Ayurveda, Siddha, Unani e Homeopatia, cada um com o seu próprio conjunto de princípios de diagnóstico e tratamento de doenças. Os medicamentos à base de plantas são utilizados na Índia há milhares de anos e, nas últimas décadas, têm vindo a ser cada vez mais utilizados em todo o mundo, como o demonstra o rápido crescimento dos mercados mundiais e nacionais de medicamentos à base de plantas. De acordo com as estimativas da Organização Mundial de Saúde (OMS), a procura atual de plantas medicinais é de 14 mil milhões de dólares americanos por ano. Cerca de 88% dos habitantes do mundo dependem principalmente da medicina tradicional para os seus cuidados de saúde primários[28-30] Esta elevada procura de medicamentos à base de plantas deve-se provavelmente ao facto de estes serem produtos de origem natural e, por isso, serem considerados inofensivos, sem efeitos secundários e oferecerem benefícios duradouros em termos de bem-estar geral. Muitos medicamentos modernos, embora eficazes no tratamento de uma doença, para além dos seus efeitos secundários nocivos e do seu elevado preço, comportam sempre o risco de desenvolver resistência a longo prazo.

Embora os medicamentos à base de plantas sejam utilizados há milhares de anos, o número de relatos de pessoas que sofrem efeitos negativos causados pela utilização de medicamentos à base de plantas também tem vindo a aumentar. Alguns causam problemas de saúde, outros não são eficazes e outros podem interagir com outros medicamentos e agravar o estado de saúde devido a contra-indicações ou interacções medicamentosas.[31] A má qualidade dos medicamentos à base de plantas, devido à insuficiente atenção prestada à garantia e ao controlo da qualidade destes produtos, é uma das principais razões subjacentes. No contexto da qualidade dos medicamentos à base de plantas, a OMS elaborou as Directrizes sobre Boas Práticas Agrícolas e de Colheita (BPAA) para as plantas medicinais. As GACP fornecem orientações técnicas gerais sobre a obtenção de materiais vegetais medicinais de boa qualidade para a produção sustentável de produtos à base de plantas classificados como medicamentos. Embora a OMS tenha elaborado directrizes para o controlo da qualidade dos medicamentos à base de plantas, que fornecem uma descrição pormenorizada das técnicas e medidas necessárias para o cultivo e a recolha adequados de plantas medicinais, existe ainda uma lacuna entre estes conhecimentos disponíveis e a sua aplicação, porque os agricultores e outras pessoas relevantes, como os produtores, os manipuladores e os transformadores de medicamentos à base de plantas, não estão muito conscientes das directrizes da OMS e continuam o seu trabalho como antes, sem quaisquer medidas de controlo da qualidade. Isto resulta numa qualidade inferior dos medicamentos à base de plantas, com muitos contaminantes como metais pesados, pesticidas e micróbios. Além disso, a prática de misturar, consciente ou inconscientemente, adulterantes na formulação à base de plantas é galopante. A contaminação com pesticidas proibidos em excesso, contaminantes microbianos, metais pesados e toxinas químicas provoca várias deformações, como paralisia congénita, defeitos neurais sensoriais, danos no fígado e nos rins, etc.[32-33]

## NORMALIZAÇÃO DE MEDICAMENTOS À BASE DE PLANTAS

A normalização das formulações à base de plantas é essencial para avaliar a qualidade dos medicamentos, com base na concentração dos seus princípios activos, nos parâmetros físicos, químicos, fitoquímicos e de normalização, e nos parâmetros in vitro e in vivo.[28] A avaliação da qualidade das formulações à base de plantas é de extrema importância para justificar a sua aceitabilidade no sistema moderno de medicina.[5] Um dos principais problemas enfrentados pela indústria das plantas medicinais é a indisponibilidade de perfis de controlo de qualidade rígidos para os materiais à base de plantas e respectivas formulações.[6] O produto à base de plantas não pode ser considerado cientificamente válido se o medicamento testado não tiver sido autenticado e caracterizado de modo a garantir a sua eficácia, segurança e reprodutibilidade no fabrico de cada lote do produto.[7] O desenvolvimento de métodos analíticos autênticos que possam traçar de forma fiável o perfil da composição fitoquímica, incluindo análises quantitativas de marcadores/compostos bioactivos e outros constituintes principais, é uma necessidade urgente. A identificação correcta e a garantia de qualidade do material de base é um pré-requisito essencial para assegurar a qualidade reprodutível dos medicamentos à base de plantas, o que contribui para a sua segurança e eficácia. A normalização da formulação à base de plantas requer a implementação de Boas Práticas de Fabrico (BPF). Tendo em conta o que precede, a normalização é um passo importante para o estabelecimento de uma atividade biológica consistente, um perfil químico consistente, ou simplesmente um programa de garantia de qualidade para a produção e fabrico de um medicamento à base de plantas.[23] Além disso, o estudo de vários parâmetros como a farmacodinâmica, a farmacocinética, a dosagem, a estabilidade, o prazo de validade, a avaliação da toxicidade e o perfil químico das formulações à base de plantas é considerado essencial. Outros factores, como os resíduos de pesticidas, o teor de aflatoxinas, a contaminação por metais pesados e a utilização de Boas Práticas Agrícolas (BPA) na normalização de medicamentos à base de plantas, são igualmente importantes.[8]

## Regulamentação dos medicamentos à base de plantas - Índia

Reconhecendo a procura global, o Governo da Índia adoptou as Boas Práticas de Fabrico (BPF) para as empresas produtoras de medicamentos à base de plantas. Em março de 1995, foi criado um departamento separado para os Sistemas Indianos de Medicina e Homeopatia (ISM&H), agora conhecido como AYUSH (Ayurveda, Yoga, Unani, Siddha, Homoeopatia), para promover os sistemas indígenas. As prioridades incluem a educação, a normalização dos medicamentos, o aumento da disponibilidade de matérias-primas, a investigação e o desenvolvimento, a informação, a comunicação e uma maior participação no sistema nacional de prestação de cuidados de saúde. O Conselho Central de Investigação em Ayurveda e Siddha ocupa-se da investigação interdisciplinar.[34-35]

A partir de junho de 2000, entrou em vigor um novo conjunto de regras como alteração à Lei sobre Medicamentos e Cosméticos de 1940. Estas regras fornecem pormenores sobre as infra-estruturas essenciais, o pessoal e os requisitos de controlo de qualidade para o fabrico de medicamentos à base de plantas.

A Indian Drug Manufacturers Association (IDMA) publicou a Indian Herbal Pharmacopoeia (2002) com 52 monografias de plantas medicinais muito utilizadas na Índia. A Farmacopeia Ayurvédica da Índia apresenta monografias de 258 medicamentos ayurvédicos diferentes.[36] O Formulário Ayurvédico da Índia apresenta uma descrição pormenorizada de cada categoria de medicamentos à base de plantas, juntamente com o procedimento de vários testes para a sua normalização. Também fornece a fórmula de todas as preparações asava-arishta, juntamente com os dados de especificação dos parâmetros de avaliação. O laboratório da Farmacopeia para a medicina indiana, Ghaziabad, elaborou um protocolo para o ensaio de medicamentos ayurvédicos, siddha e unani.

### Sistema de medicina ayurvédica

O conhecimento ayurvédico teve origem na Índia há mais de 5000 anos e é frequentemente designado como a "Mãe de Todas as Curas".[44] Ayurveda traduz-se em conhecimento (Veda) da vida (Ayur) e é um dos sistemas médicos mais antigos e ainda amplamente praticados no subcontinente indiano.[37] Até 700 a.C., esta ciência era discutida oralmente entre sábios e médicos. Posteriormente, as informações autênticas sobre a Ayurveda foram compiladas em samhitas por antigos médicos indianos - Charaka e Sushruta - como Charaka Samhita[38] e Sushruta Samhita[39] , respetivamente. Outra personalidade eminente, Nagarjuna, aplicou a metalurgia e a alquimia à Ayurveda e desenvolveu ainda mais o sistema de medicina Ayurveda.

A Ayurveda é um sistema médico que lida com o corpo, a mente e o espírito no seu todo. De acordo com a Ayurveda, a maioria das doenças está relacionada com as alterações psicofisiológicas e patológicas do corpo causadas pelo desequilíbrio de três doshas diferentes (ou seja, vata, pitta e kapha).[40] O objetivo fundamental da terapia ayurvédica é restabelecer o equilíbrio entre estes três grandes sistemas do corpo.[40-42] Qualquer desequilíbrio pode conduzir a uma inflamação (também designada por sopha). Por conseguinte, a definição de saúde segundo a Ayurveda é uma coordenação equilibrada do corpo, da mente e da consciência. Estima-se que o sistema de tratamento ayurvédico satisfaça 70 a 80% das necessidades de cuidados de saúde da Índia.[43]

## PARÂMETROS PARA A AVALIAÇÃO DA QUALIDADE DA FORMULAÇÃO À BASE DE PLANTAS[26]

## A. ORGANOLÉPTICO

1. Cor
2. Odor
3. O gosto

4. Textura

## B.BOTANCAL
### a. Macroscópico
1. Forma

2. Externas

3. Marcação

### b. Microscópico
1. Qualitativa

2. Quantitativo

3. Estudos de pós

## C. FÍSICO
1. Teor de humidade

2. Valores extractivos

3. Valores de cinzas

4. Análise de fluorescência

## D. QUÍMICA
1. Qualitativa

2. Quantitativo

**a)** Impressão digital HPTLC

**b)** Metabolitos secundários

**c)** ADNImpressão digital

3. Cromatografia

**a)** HPTLC

**b)** GLC

**c)** HPLC

4. Metal pesado

5. Resíduos de pesticidas

6. Micotoxina

1. Contaminação microbiana

2. Toxicológicos

3. Farmacológico

4. Antagonista

a. Bacteriana

b. Fúngicos

## Orientações oficiais para a normalização de medicamentos à base de plantas

- Directrizes da OMS para a normalização de material vegetal em bruto, bem como para a formulação de ervas.[9]

- Formulário Ayurvédico da Índia.[10]

- Protocolo de ensaio de medicamentos ayurvédicos, siddha e unani (ASU) pelo laboratório da Farmacopeia da Índia, Ghaziabad.[11]

- Várias farmacopeias, como a Pharmacopoeia Committee, a Chinese Herbal Pharmacopoeia, a United States Herbal Pharmacopoeia, a British Herbal Pharmacopoeia, o British Herbal Compendium, as Japanese Standards for Herbal Medicine e a Ayurvedic Pharmacopoeia of India (API), estabeleceram monografias para ervas e produtos à base de plantas, a fim de manter a sua qualidade nos respectivos países.

## Técnicas modernas de identificação e caraterização de medicamentos à base de plantas

## HPLC

A HPLC preparativa e analítica é amplamente utilizada na indústria farmacêutica para o isolamento e a purificação de compostos à base de plantas. Existem basicamente dois tipos de HPLC preparativa: a HPLC de baixa pressão (normalmente inferior a 5 bar) e a HPLC de alta pressão (pressão superior a 20 bar). Os parâmetros mais importantes a ter em conta são a sensibilidade da resolução e o tempo de análise rápido na HPLC analítica, mas tanto o grau de pureza do soluto como a quantidade de composto que pode ser produzido por unidade de tempo são a recuperação na HPLC preparativa. O principal objetivo é isolar os compostos à base de plantas, ao passo que no trabalho analítico o objetivo é obter informações sobre a amostra, como a identificação do marcador na sua forma pura e a extração do mesmo da formulação à base de plantas, bem como a quantificação, etc. A HPLC preparativa é a que mais se aproxima da HPLC analítica do que a PLC tradicional, uma vez que tem eficiências de coluna mais elevadas e velocidades de solvente mais rápidas, o que permite efetuar separações mais difíceis mais rapidamente.[8]

## Cromatografia de camada fina de alto desempenho (HPTLC)

A TLC é a técnica comum de impressão digital para a análise de ervas. Os compostos à base de plantas podem ser facilmente identificados por TLC. A HPTLC é a técnica de impressão digital comum utilizada principalmente para analisar os compostos que têm polaridades baixas ou moderadas. A técnica HPTLC é amplamente utilizada na indústria farmacêutica para o desenvolvimento de processos, identificação e deteção de adulterantes, substituintes nos produtos à base de plantas e também ajuda na identificação do teor de pesticidas, micotoxinas e no controlo de qualidade de ervas e produtos de saúde.[8]

## Cromatografia gasosa - espetroscopia de massa (GC-MS)

O equipamento de cromatografia gasosa pode ser facilmente ligado a espectrómetros de massa de varrimento rápido de vários tipos. O caudal da coluna capilar é geralmente baixo, mas suficiente para que a coluna. A saída pode ser facilmente alimentada diretamente na câmara de ionização do MS. Neste caso, o detetor de massa mais simples em GC é o detetor de iões. O detetor de armadilha de iões é notavelmente compacto e menos dispendioso do que os instrumentos quadripolares.

A identificação e a quantificação dos constituintes químicos presentes na formulação do óleo poli-herbáceo foram analisadas pelo método GC-MS. Foi utilizado um método eficaz, rápido e preciso de cromatografia gasosa capilar para determinar os resíduos de pesticidas organoclorados.[8]

## Cromatografia líquida - Espectroscopia de massa (LC-MS)

O LC-MS é um dos métodos de escolha mais proeminentes em muitas fases do desenvolvimento de medicamentos. A padronização química de um extrato aquoso da mistura das ervas forneceu compostos químicos que servem como marcadores de referência utilizando LC-MS. A análise dos aminoglicosídeos mostrou que estes fármacos são altamente solúveis em água, apresentam baixa ligação às proteínas plasmáticas e são mais de 90% excretados pelos rins. Os estudos farmacocinéticos de ervas medicinais chinesas utilizando LC-MS. Os picos de interferência em amostras biológicas são facilmente observados quando se utiliza HPLC acoplado a detectores ultraviolentos, de fluorescência e electroquímicos. Com a introdução de métodos bioanalíticos baseados em LC-MS altamente sensíveis e selectivos, a preparação de amostras pode normalmente ser simplificada para acelerar o processamento de dados.[8] Existem várias formas de formulações ayurvédicas sob a forma de pó, decocção, sumo fresco, vati, óleo, preparações de manteiga clarificada e preparação alcoólica.[12] A normalização de marcadores à base de plantas envolve a definição de um conjunto de parâmetros padrão para avaliação qualitativa e quantitativa que ajuda a garantir que a formulação do produto é segura, eficaz e dá resultados reprodutíveis. Isto envolve o ajuste da preparação do medicamento à base de plantas a um conteúdo definido de um constituinte ou de um grupo de substâncias com atividade terapêutica conhecida, adicionando excipientes ou misturando medicamentos à base de plantas ou preparações de medicamentos à base de plantas.[13] A normalização das formulações à base de plantas é essencial para avaliar a qualidade dos medicamentos, com base na concentração dos seus princípios activos, nos parâmetros físicos, químicos, fitoquímicos, na normalização e nos parâmetros In-vitro e In-vivo.[8] As boas práticas de fabrico e o controlo de qualidade dos ingredientes são um passo vital na formulação para garantir a qualidade da formulação.[14] O protocolo para a normalização de cada produto no mercado deve ser disponibilizado para evitar qualquer rotulagem incorrecta ou variação resultante de lotes diferentes. Quando os princípios activos são desconhecidos, deve ser estabelecida uma substância marcadora para fins analíticos e de normalização.[15] As substâncias marcadoras são constituintes quimicamente definidos de um medicamento à base de plantas que são importantes para a qualidade do produto acabado.[13]

## <u>FÓRMULAS AYURVÉDICAS</u>

### a)<u>SITOPALADI CHURNA </u>(SHREE Baidyanath AYURVED BHAWAN PVT.LTD)

Ingredientes:- (Cada 10gm contém)

Sarkara -5.162 gms

Vamsa- 2,581 gms

Pippali (Piper longum) - 1.290 gms

Tvak - 0,322 gms

Suksmaila - 0,645 gms

É um medicamento ayurvédico clássico benéfico para uma variedade de doenças
relacionadas com o sistema respiratório, o sistema digestivo e o sistema imunitário.
Também funciona no tratamento da tosse, febres crónicas e debilidade após doenças
crónicas. Os ingredientes presentes no churna têm uma ação imunomoduladora. A
pimenta longa e a canela actuam como bio-estimulantes. A piperina presente na
pimenta longa é estudada normalmente para melhorar a biodisponibilidade.[16]

### b)MAHASUDARSHAN CHURNA (SHREE Baidyanath AYURVED BHAWAN PVT.LTD)

Ingredientes:- (Cada 10gm contém)

Haritaki, Vaca, Bibhitaka, Amalaki, Daruharidra, Kantakari, Brhati, Haridra,
Karcura, Marica, Pippali *(Piper longum)*, Pipapali (Mul), Tvak, Murva, Guduci,
Yavasaka, Katuki, Musta, Banapsa, Netrabala, Yavani, Parpata, Bharangi, Kutaj,
Sigru, Saurastri, Sunthi, Padmaka, Usira, Sveta candana, Hrivera, Salaparni,
Parsniparni, Vidanga, Tagara, Citraka, Devdaru, Cavya, Patola, Kalmegha, Karanja,
Lavanga, Vamsa, Kamala, Kakoli, Tejpatra, Jatiphala, Talisa, Nimba, Pushkara,
Ativisa, Yasti, Kutaja (cada)- 0.125 gm, Kiratatikta- 3,375 gms

Ajuda a aliviar a dor de corpo, a sensação de ardor nas mãos, nos pés e o sabor
metálico da boca.

### c)  HINGWASHTAK CHURNA (SHREE Baidyanath AYURVED BHAWAN PVT.LTD)

Ingredientes:- (Cada 10gm contém)

Sunthi - 0,143 gms

Marica - 0,143 gms

Pippali *(Piper longum)* - 0,143 gms

Yavani - 0,143 gms

Saindhava Lavana - 0,143 gms

Sveta Jiraka - 0,143 gms

Krisna Jiraka - 0,143 gms

Hingu- 0,179 gms

É utilizado no tratamento da indigestão e da obstipação. É utilizado principalmente para as funções eliminativas, como a defecação, a micção e a flatulência.

**d) <u>LAVANBHASKAR CHURNA</u> (SHREE Baidyanath AYURVED BHAWAN PVT.LTD)**

Ingredientes:- (Cada 10gm contém)

Saindhava Lavana - 0,482 gms

Dhanyaka - 0,482 gms

Asvattha - 0,482 gms

Pippali (*Piper longum)*-0.482 gms

Krsnajiraka - 0,482 gms

Tejpatra - 0,482 gms

Nagkesara - 0,482 gms

Talisa- 0,482 gms

Amlavetasa - 0,482 gms

SamudraLavana - 1,927 gms

Marica - 0,241 gms

Sveta Jiraka - 0,241 gms

Sunthi - 0,241 gms

Dadima - 0,963 gms

Tvak - 0,121 gms

Sthulaila - 0,121 gms

Nimbu- 0,121gms

Kala Lavana - 1.204 gms.

Ajuda a aliviar a indigestão, a dor abdominal, a obstipação, etc. A ingestão regular deste churna ajuda a prevenir os problemas relacionados com o estômago.

e) <u>__AVIPATTIKAR CHURNA__</u> (SHREE Baidyanath AYURVED BHAWAN PVT.LTD)

Ingredientes:- (Cada 10g contém)

Sunthi - 75mg

Pippali (*Piper longum*) - 75 mg

Marica - 75 mg

Haritaki - 75mg

Bibhitaka - 75 mg

Amlalaki - 75 mg

Musta- 75 mg

Vida Lavana - 75 mg

Vidanga - 75 mg

Suksmaila - 75 mg

Tejpatra-75 mg

Lavanga- 8,33 mg

Trivrt - 3,333 gms

Sarkara - 5 gm

Ajuda a aliviar os problemas de acidez, como dores de cabeça, náuseas, vómitos, etc. Também ajuda a aliviar a obstipação e ajuda a melhorar o apetite.


f)<u>__KASNIL VATI__</u> (SafeLife Herbals Pvt,Ltd)

Ingredientes:- (Cada comprimido contém)

Bibhiyaki *(Terminalia Belerica)* - 50 mg

Pipali *(Piper Longum)* - 20 mg

Marich - 20 mg

Yestimadhu (*Glycyrrhiza Glabra*) -50 mg

Karkatshrungi (*Pisyacia Integerrima*) - 75 mg

Vasa (*Adhatoda Vasica*) - 50 mg

Campher - 1 mg

Lavang (*Caryophyllus Arromaticus*) - 5 mg

Bharangi (*Clerodendron Serratum*) - 50 mg

Talispatra (*Cinnamomum Tamala Nees*) - 50 mg

Bhumiamlaki (*Phyllanthus Niruri*) - 50 mg

Sunthi (*Zingiber Officinale*) - 20 mg ...........................

É geralmente utilizado para o tratamento da tosse e da constipação.

## g) <u>BRAHMIBATI</u> (SHREE Baidyanath AYURVED BHAWAN PVT.LTD)

Ingredientes (Cada comprimido contém)

Brahmi, Shankhapushpi- 52mg cada

Vach-26mg

Kali Mirch *(Piper Longum)* - 13mg

Gavjava-52mg

Swarnamakshik Bhasma- 26mg

Ras Sindur- 26mg

É um medicamento ayurvédico em forma de comprimido, utilizado no tratamento da depressão, da tensão arterial e também um excelente medicamento para a memória fraca, o sono perturbado, etc. É também indicado para o tratamento da epilepsia e da histeria.

## PERFIL DO MARCADOR PIPERINA

- ☐ A piperina é a 1-[5-(1,3-Benzodioxol-5-il)-1-oxo-2,4-pentadienil] piperidina
- ☐ A fórmula molecular é C17H19NO3
- ☐ A massa molecular é 285,34 g/mol
- ☐ Mehingpoinf-130 C°
- ☐ Densidade: - 1,193 g/cm$^3$
- ☐ Índice de refração: -1.62

☐ Log P:-2.66

☐ A piperina é solúvel em álcool, ácido acético, benzeno e clorofórmio e ligeiramente solúvel em água.

A piperina é um alcaloide que se encontra naturalmente em plantas pertencentes à família Piperaceae, tais como; Piper nigrum L, vulgarmente conhecida como pimenta preta; Piper longum L, vulgarmente conhecida como pimenta longa. A piperina tem actividades antidepressivas, hepatoprotectoras, antimetastáticas, antitiroideas, imunomoduladoras, antitumorais, antiplaquetárias, antioxidantes e antiamoébicas. O seu mecanismo envolve a inibição do CYP3A4 humano e da glicoproteína-P, enzimas importantes para o metabolismo e o transporte de xenobióticos e metabolitos. Observa-se também que a piperina tem uma capacidade de bioaumento.[17]

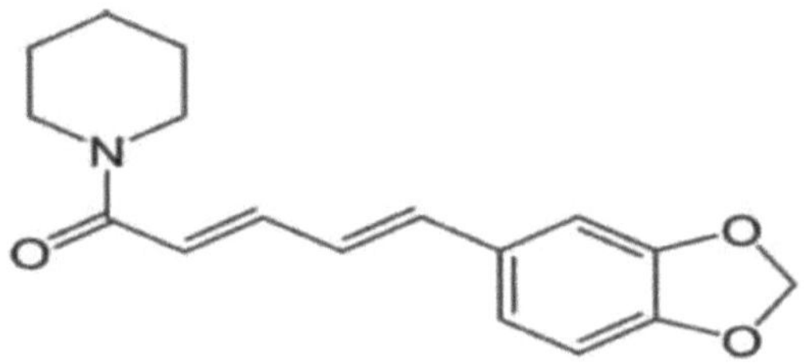

**Fig. 1.2 Estrutura da PIPERINA**

# **REVISÃO DA LITERATURA**

**Vipul Upadhyay et. al. (2013)** desenvolveram um método rápido de RP-HPLC para estimar a piperina em *Piper nigrum* L. Este método foi realizado utilizando uma coluna C18 (250x4 mm, 5 μ) com uma fase móvel constituída por acetonitrilo, água, ácido acético (60:39,5:0,5). O caudal foi definido para 1,0 ml/min com deteção UV a 340 nm com tempo de execução de 10 min e volume de injeção definido para 20μl. A %RSD para a precisão e exatidão do método foi inferior a 2% e a % de recuperação da piperina foi de 99,29%.[18]

**Jaldip Jasoliya et.al. (2014)** desenvolveram um método RP-HPLC para a estimativa simultânea de Resveratrol e Piperina na forma de dosagem de cápsulas combinadas. A separação cromatográfica foi obtida numa coluna hibarR 250-4, C-18 (250 mm × 4,6 mm, 5um) com uma fase móvel constituída por acetonitrilo e água (95:5): Metanol (60:40v/v) com pH 4,0 ajustado com ácido acético a um caudal de 1ml/min. O comprimento de onda de deteção foi de 305 e 336 nm para o Resveratrol e a Piperina, respetivamente. Os tempos de retenção do Resveratrol e da Piperina foram de 2,808 e 3,508 minutos, respetivamente. O método foi considerado linear no intervalo de 1050 µg/ml e 1-5 µg/ml com coeficiente de correlação (r2) 0,999 e 0,999 para Resveratrol e Piperina, respetivamente.[19]

**Ganesh Muguli et. al (2014)** desenvolveram um método analítico novo e simples para a determinação de piperina, guggulusterona e embelina na formulação ayurvédica Kaishoraguggulu utilizando o método RP-HPLC. A eluição foi realizada utilizando a coluna Chromolith® RP-18 (100 x 4,6 mm) de tamanho de poro de 3µm, a fase móvel consistiu em 80% de metanol e 0,05m de tampão fosfato, com eluição gradiente, os compostos foram eluídos a 6,0, 8,38,10,87 e 16 minutos para piperina, guggulusterona E & Z e embelina, respetivamente. A deteção dos analitos foi efectuada a 254 nm para a piperina, 291 nm para a guggulusterona e 340 nm para a embelina.[20]

**Ganesh Tapadiya et.al. (2009)** desenvolveram um método simples, preciso, exato e rápido de cromatografia em camada fina de alto desempenho para a estimativa da piperina em formas de dosagem de cápsulas. A fase estacionária utilizada foi sílica gel 60F 254 pré-revestida. A fase móvel contendo Tolueno e Metanol na proporção de 80:10 v/v foi utilizada para separar o ponto de Piperina. A deteção do ponto foi efectuada a 332nm. O valor Rf foi de 0,49± 0,01. O método foi validado em termos de Linearidade, Exatidão e Precisão. A curva de linearidade revelou-se linear entre 10-45 ng/spot[21]

# CAPÍTULO 2

## FINALIDADE E OBJECTIVOS

**OBJETIVO:** Este projeto teve como objetivo desenvolver e validar um método analítico para a piperina como marcador químico e também padronizar a piperina das formulações poli-herbais selecionadas.

## OBJECTIVOS
**PARTI**

1.    Desenvolver um método HPLC simples, exato, preciso, específico e robusto para a quantificação da piperina.

2.    Efetuar estudos de validação do método desenvolvido de acordo com as directrizes ICH Q2 (R1).

3.    Determinar o teor de piperina de formulações poli-herbais seleccionadas.

**Quadro 2.1. Pormenores do fabricante das formulações utilizadas na análise.**

| PRODUCT | LABEL DETAIL |
| --- | --- |
| Sitopaladi Churna - SHREE Baidyanath<br><br>AYURVED BHAWAN PVT.LTD | Batch no: 150072<br>Mfg. Lic. No: ND/AYU/60<br>Mfg. Date: 03/15<br>Exp. Date: 02/17 |
| Mahasudarshan Churna - SHREE<br><br>Baidyanath AYURVED BHAWAN PVT.LTD | Batch no: 140011<br>Mfg. Lic. No: ND/AYU//60<br>Mfg. Date: 08/14<br>Exp. Date: 07/16 |

| | |
|---|---|
| Hingwashtak  Churna – SHREE<br><br>Baidyanath         AYURVED         BHAWAN PVT.LTD | Batch no: 140003<br>Mfg. Lic. No: ND/AYU/60<br>Mfg. Date: 05/14<br>Exp. Date: 04/16 |
| Lavanbhaskar  Churna - SHREE<br><br>Baidyanath         AYURVED         BHAWAN PVT.LTD | Batch no: 150048<br>Mfg. Lic. No: ND/AYU/60<br>Mfg. Date: 01/15 |
| Avipattikar Churna - SHREE Baidyanath<br><br>AYURVED BHAWAN PVT.LTD | Batch no: 150053<br>Mfg. Lic. No: ND/AYU/60<br>Mfg. Date: 01/15<br>Exp. Date: 12/16 |
| Brahmi Bati - SHREE Baidyanath<br><br>AYURVED BHAWAN PVT.LTD | Batch no: 140287<br>Mfg. Lic. No: ND/AYU/4<br>Mfg. Date: 04/15<br>Exp. Date: 03/20 |
| Kasnil Vati - SafeLife Herbals Pvt.Ltd | Batch no: KA-135<br>Mfg. Lic. No: NKD/AYU 82<br>Mfg. Date: 01/15<br>Exp. Date: 3 yrs from mfg. date |

# CAPÍTULO 3

## <u>PLANO DE TRABALHO</u>

Para atingir a finalidade e os objectivos do trabalho de investigação proposto, foi estruturado e executado o seguinte plano de trabalho,

1.  Pesquisa bibliográfica

2.  Aquisição de formulações, produtos químicos e solventes

3.  Análise preliminar dos marcadores químicos

a.  Propriedades físico-químicas

b.  UV

c.  FTIR

4.  Desenvolvimento do método HPLC

a.  Seleção e otimização das condições cromatográficas, da fase móvel e da fase estacionária

b.  Estudo de adequação do sistema

c.  Validação do método

5.  Ensaio de formulações à base de plantas e ayurvédicas seleccionadas

# CAPÍTULO 4

## RESULTADOS E DEBATES

## 4.1 Caracterização e identificação de marcadores

O padrão de piperina foi caracterizado de acordo com as especificações indicadas no COA.

A seguir, são enumerados os diferentes testes, observações e especificações.

### I. PIPERINA

**a)Aspeto:- O seu aspeto.**

Pó de cor amarela clara

**b)Solubilidade**

Verificou-se que era livremente solúvel em clorofórmio (lmg/lml)

**c) Ponto de fusão**

O ponto de fusão da piperina foi determinado utilizando o aparelho de ponto de fusão Veego, que corresponde ao ponto de fusão registado na literatura.

Ponto de fusão declarado: - 128° C - 130 C°

Ponto de fusão observado: - 129OC

**d)Espectroscopia de infravermelhos com transformada de Fourier**

A piperina foi caracterizada por espetroscopia de infravermelhos. Observou-se que todas as bandas

correspondem às bandas de IV registadas para a piperina.[27]

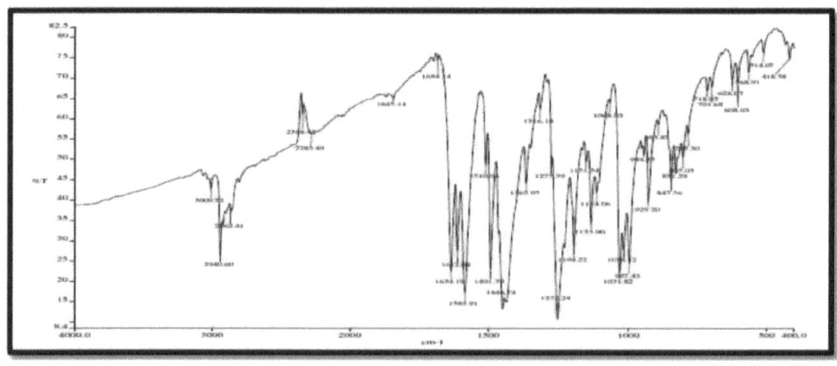

**Fig. 4.1. Espectro de FTIR da piperina**

**Tabela 4.1. Comparação das frequências vibracionais dos grupos funcionais observadas no espetro de IV**

| TYPES OF VIBRATION OF DIFFERENT BONDS | REFERENCE VIBRATIONAL FREQUENCIES $(cm^{-1})$ | OBSERVED VIBRATIONAL FREQUENIES $(cm^{-1})$ |
|---|---|---|
| Aromatic C–H stretching | Above 3000 | 3009.72 |
| Aliphatic C–H stretching | 2925, 2840 | 2940 |
| asymmetric stretching conjugated diene | 1610 | 1612 |
| –C-H bending | 1000 | 1018.12 |
| Assymetrical strectching O-C | 1250, 1190 | 1252.24, 1194.22 |
| Symmetrical stretching =C-O-C | 1030 | 1031.82 |

## 4.2 Desenvolvimento de métodos analíticos

### 4.2.1 Seleção do comprimento de onda

A piperina 10ppm em metanol foi analisada na região UV de 400 a 200nm utilizando
metanol como branco e os espectros UV foram registados. Observou-se que a
piperina apresentava uma absorvância máxima a 342 nm, pelo que este comprimento
de onda foi utilizado para o desenvolvimento do método analítico e para os estudos
de validação.

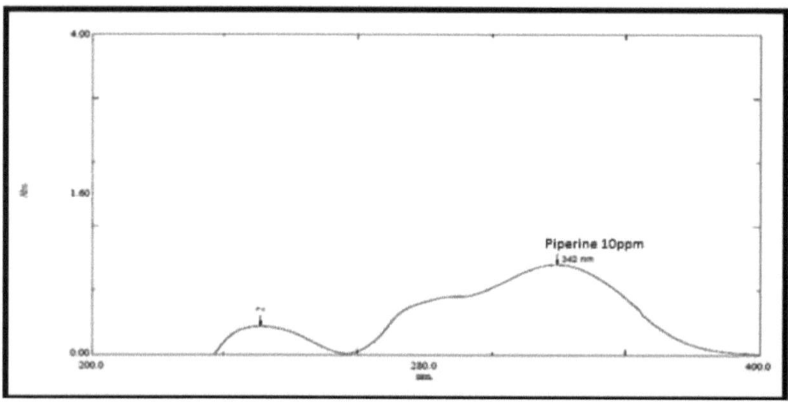


**Figura.4.2 Varrimento UV de 10ppm de piperina em metanol**

## 4.2.2  Seleção da fase móvel

**Quadro 4.2 Ensaios de HPLC da Piperina**

| TRIALS | COLUMN USED | MOBILE PHASE | FLOW RATE | RETENTION TIME (min) | OBSERVATION |
|---|---|---|---|---|---|
| 1 | HYPERSIL Silica C18(250x4.6mm) 5µ | ACN : 0.1% OPA (50:50v/v) | 1 | 3.14 | Spilt peak (Fig no:- 4.3) |
| 2 | HYPERSIL Silica C18(250x4.6mm) 5µ | Methanol: water (50:50 v/v) | 1 | 3.39 | Distorted peak (Fig No.:-4.4) |
| 3 | PHENOMENEX C8(250x4.6mm) 5µ | Methanol: water (70:30 v/v) | 1 | 7.26 | Distorted peak (Fig No.:-4.5) |
| 4 | PHENOMENEX C8(250x4.6mm) 5µ | ACN : KH2PO4 buffer (pH 3) (50:50 v/v) | 1 | 10.53 | Poor Baseline resolution (Fig No:-4.6) |
| 5 | PRINCETON SPHERE C18 (250x4.6mm) 5µ | ACN : KH2PO4 buffer (pH 3) (50:50 | 1 | 10.8 | Peak with tailing |

# Ensaios cromatográficos de piperina por HPLC:-

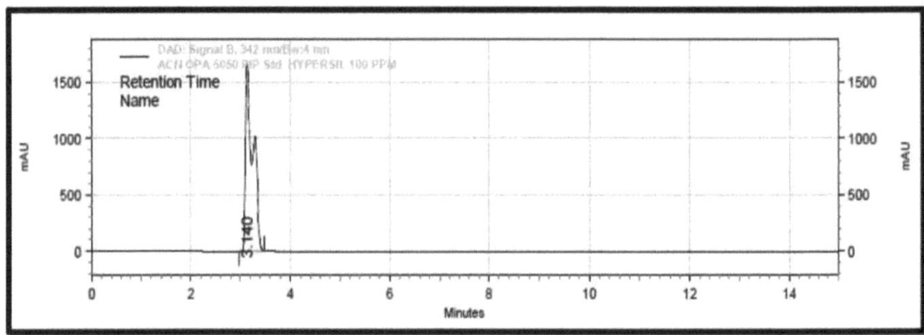


**Figura.4.3 Cromatograma típico de HPLC do rasto 1**

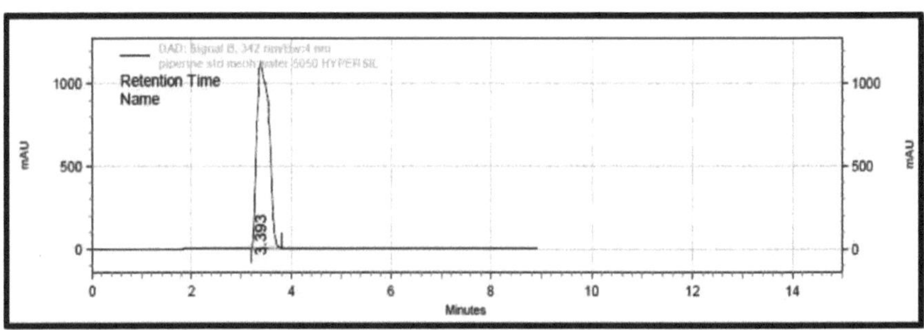


**Figura.4.4 Cromatograma típico de HPLC do rasto 2**

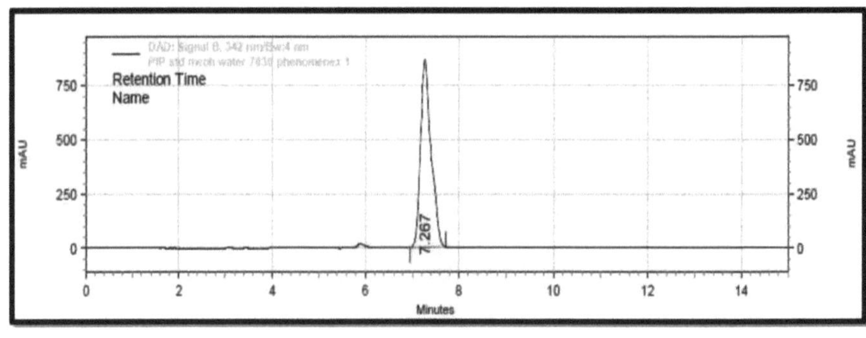


**Fig. 4.5. Cromatograma típico de HPLC do Trail 3**

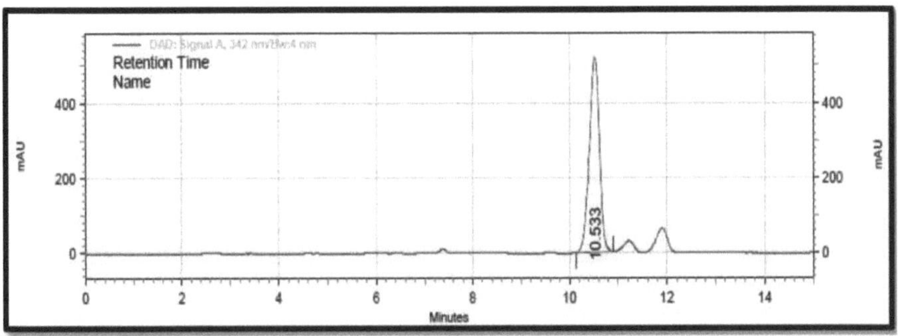


**Figura.4.6 Cromatograma típico de HPLC do Trail 4**

Obteve-se uma simetria de pico satisfatória, um pico bem resolvido e isento de resíduos na fase móvel KH2PO4 (pH 3,0): ACN (grau HPLC) (48:52 v/v) em condições isocráticas.

### 4.2.3 Seleção da fase estacionária:

A coluna analítica Princeton SPHER C18 (250 x 4,6 mm de diâmetro) com um tamanho de partícula de 5μ foi selecionada para estudos de desenvolvimento posteriores, uma vez que apresentou uma boa simetria de pico, um bom pico resolvido e placas teóricas (>2000)

### 4.2.4 Seleção do caudal:

Verificou-se que o caudal de 1 ml/min era ideal para a eluição bem sucedida dos analitos.

## 4.3 Validação do método proposto

O método proposto foi validado de acordo com as directrizes ICH Q2 R1. Os parâmetros como a especificidade, a linearidade, a precisão, a exatidão, a robustez e a adequação do sistema, o limite de deteção e o limite de quantificação foram estudados como parte da validação.

## 4.3.1 VALIDAÇÃO DO MÉTODO HPLC PARA A ESTIMATIVA DA PIPERINA

### Especificidade:

A seletividade/especificidade de um método analítico é a sua capacidade de medir com precisão e especificamente a substância a analisar na presença de componentes que se pode esperar que estejam presentes na matriz da amostra. Se um procedimento analítico for capaz de separar e resolver os vários componentes de uma mistura e detetar a substância a analisar qualitativamente, o método é designado por seletivo. observou-se que não existiam picos de fase móvel no tempo de retenção da piperina. Assim, o sistema cromatográfico utilizado para a estimativa da piperina foi muito seletivo e específico.

**Quadro 4.3:- Resultado da análise da especificidade**

| Name of the solution | Retention Time (Min) |
| --- | --- |
| Blank (Mobile Phase) | No peaks |
| Piperine Standard (40 ppm) | 9.42 |

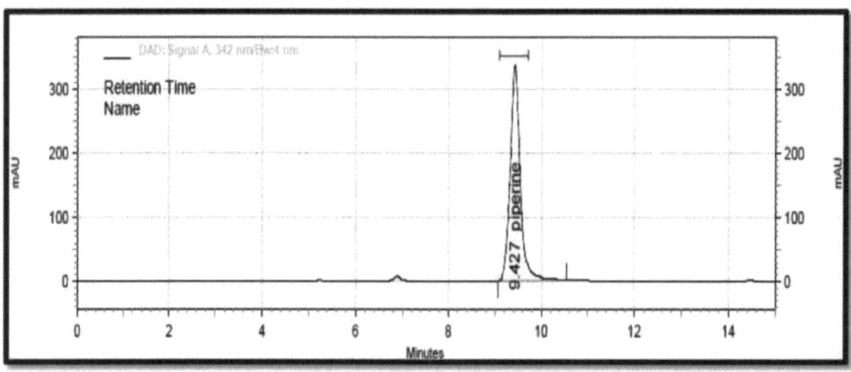


**Figura.4.7 Um cromatograma típico de HPLC da fase móvel (branco) a 342 nm**

## Adequação do sistema:

Os parâmetros de adequação do sistema foram efectuados numa solução-mãe padrão de piperina recentemente preparada e os resultados obtidos foram utilizados para expressar a adequação do sistema do método desenvolvido. Os resultados da adequação do sistema são apresentados na Tabela n.º 4.4

| CONCENTRATION (ppm) | MEAN AREA (mAU) | RETENTION TIME (min) | THEORETICAL PLATE | ASSYMETRY |
|---|---|---|---|---|
| 40 | 11003450 | 9.44 | 9997.45 | 1.13 |
| 40 | 10982365 | 9.47 | 9990.16 | 1.07 |
| 40 | 11013478 | 9.47 | 10176.26 | 1.07 |
| 40 | 10997673 | 9.47 | 10117.39 | 1.09 |
| 40 | 11012896 | 9.46 | 10350.17 | 1.09 |
| 40 | 10998163 | 9.46 | 10364.05 | 1.09 |
| AVERAGE | 11001337.5 | 9.46 | 10165.91 | 1.09 |
| SD | 11566.46 | 0.01 | 164.27 | 0.02 |
| %RSD | 0.10 | 0.12 | 1.61 | 1.90 |

**Tabela.4.4- Estudos de adequação do sistema**

## Linearidade

O gráfico da área de pico versus as concentrações de piperina foi considerado linear no intervalo de 10-60µg/ml com coeficiente de correlação $r^2 = 0,996$. A equação da linha de regressão linear foi encontrada como y = 741561x - 47972. Os resultados foram apresentados na **Tabela n.º 4.5.** Assim, o marcador químico foi validado para este parâmetro.

| Piperine | | | | | | |
|---|---|---|---|---|---|---|
| Conc. (µg/ml) | Peak Area | | | Mean | ±SD | % RSD |
| | I | I | III | | | |
| 10 | 807562 | 807123 | 807476 | 807387 | 232.6392 | 0.02 |
| 20 | 1282837 | 1280669 | 1283501 | 1282336 | 1481.066 | 0.11 |
| 30 | 2192825 | 2198045 | 2198737 | 2196536 | 3232.105 | 0.14 |
| 40 | 2920220 | 2919329 | 2927076 | 2922208 | 4238.998 | 0.14 |
| 50 | 3641254 | 3619146 | 3643866 | 3634755 | 13581.02 | 0.37 |
| 60 | 4403669 | 4461120 | 4460391 | 4441727 | 32960.92 | 0.74 |
| Concentration range | | | | 10-60 µg/ml | | |
| Slope (m) | | | | 741561 | | |
| Intercept (c) | | | | 47972 | | |
| Correlation coefficient | | | | 0.996 | | |

Tabela. 4.5:- Estudos de linearidade

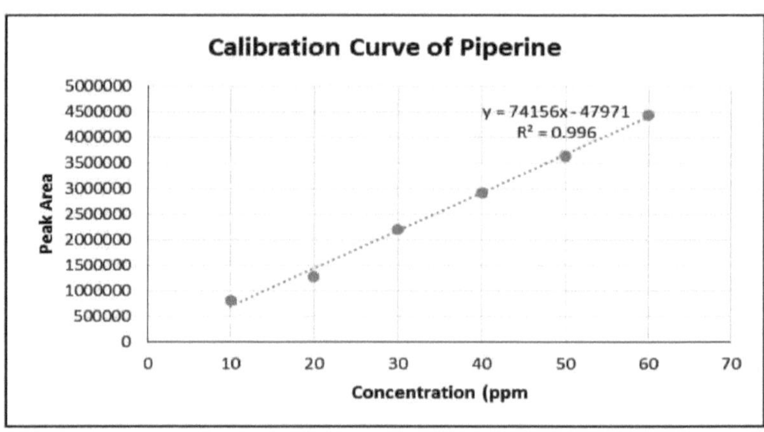


Figura. 4.8 Linearidade representativa da piperina

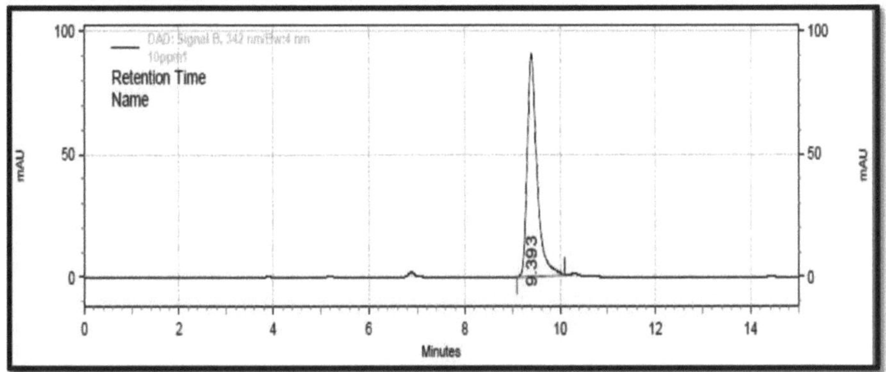

Figura.4.9 Cromatograma típico de HPLC da piperina (10 ppm)

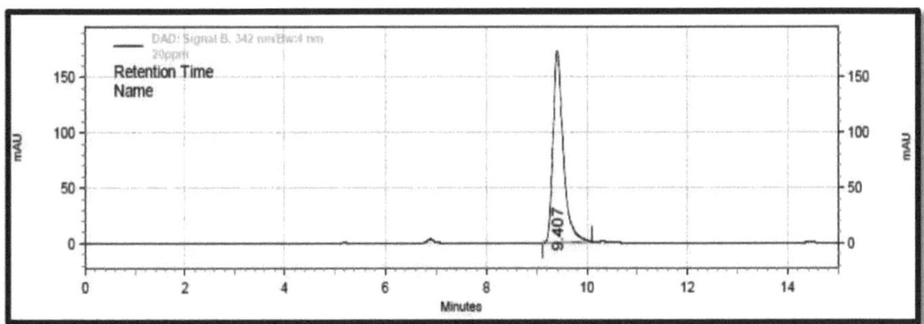

Figura.4.10 Cromatograma típico de HPLC da piperina (20 ppm)

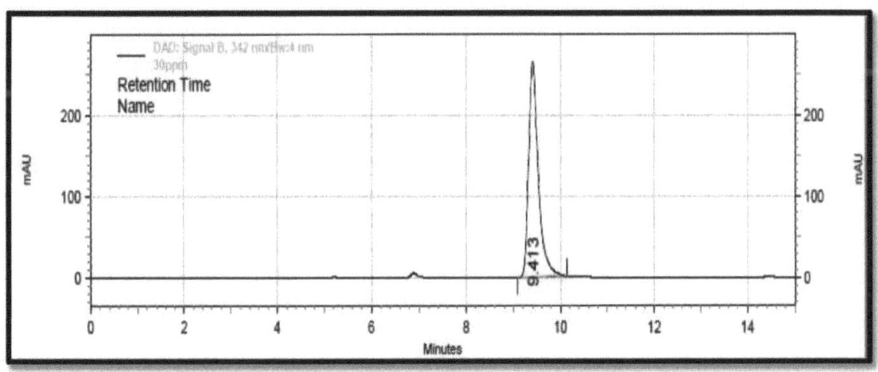

Figura.4.11 Cromatograma típico de HPLC da piperina (30 ppm)

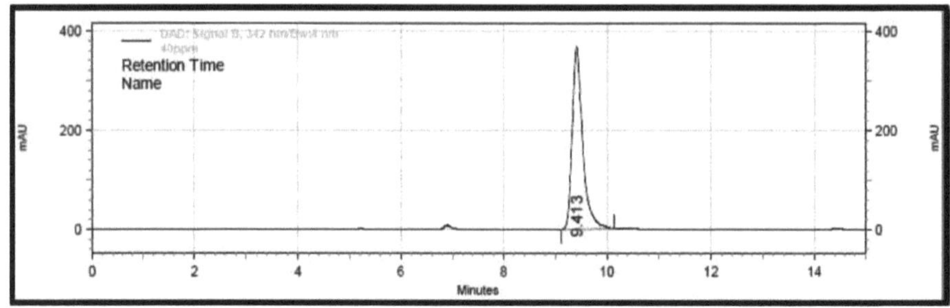

**Figura.4.12 Cromatograma típico de HPLC da piperina (40 ppm)**

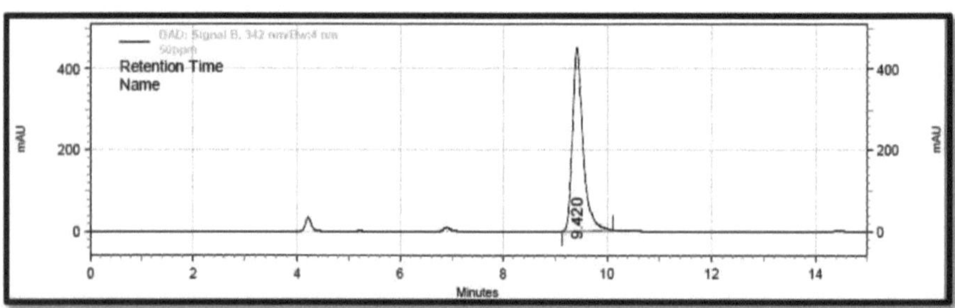

**Figura.4.13 Cromatograma típico de HPLC da piperina (50 ppm)**

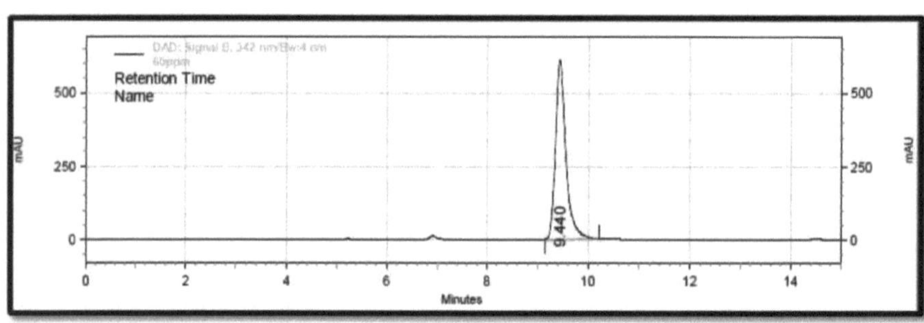

**Figura.4.14 Cromatograma típico de HPLC da piperina (60 ppm)**

| Parameter | Piperine |
|---|---|
| Linearity Range (μg/ml) | 10-60 μg/ml |
| Slope | 741561 |
| Intercept | 47972 |
| Correlation Coefficient ($r^2$) | 0.996 |
| LOD (μg/ml) | 0.0413 |
| LOQ (μg/ml) | 13.623 |

**Tabela.4.6**

# Precisão:

## Precisão intra-dia

**Tabela.4.7 Resultados da precisão intradiária**

| CONCENTRATION (ppm) | PEAK AREA (mAU) | ESTIMATION | % ASSAY |
|---|---|---|---|
| | 11021108 | 40.08 | 1 |
| | 11062693 | 40.23 | 0 |
| | 10989511 | 39.97 | 9 |
| 40 ppm | 11086634 | 40.31 | 9 |
| | 11016633 | 40.07 | 1 |
| | 11018437 | 40.07 | 0 0 . 1 9 |
| AVERAGE | 11032502.67 | 40.12 | |
| SD | 35410.36 | 0.12 | |
| %RSD | 0.32 | 0.30 | |

A % de RSD das áreas dos picos nos estudos de precisão intradiários foi de 0,32, o que está em conformidade com os limites desejados nas directrizes Q2 RI da CIH.

**Conclusão:** Uma vez que os resultados foram encontrados dentro dos critérios de aceitação, isso indica que o método é exato.[26]

**Precisão entre dias**

| CONCENTRATION (ppm) | PEAK AREA (mAU) | ESTIMATION | % ASSAY |
|---|---|---|---|
| | 11034300 | 40.13 | 100.33 |
| | 11064151 | 40.23 | 100.58 |
| | 11045531 | 40.17 | 100.42 |
| | 11015800 | 40.06 | 100.17 |
| 40 ppm | 10955148 | 39.85 | 99.64 |
| | 10934127 | 39.78 | 99.46 |
| AVERAGE | 11008176.17 | 40.04 | |
| SD | 52085.33 | 0.18 | |
| %RSD | 0.47 | 0.45 | |

Tabela.4.8 Resultados da precisão Iuter-dav

A % de RSD das áreas dos picos na precisão inter-dia foi de 0,47, o que está em conformidade com os limites desejados pelas directrizes Q2 RI da ICH.

**Conclusão:** Uma vez que os resultados foram encontrados dentro dos critérios de aceitação, isso indica que o método é exato.[26]

# ACURACIA

**Tabela.4.9:- Estudos de exatidão da piperina**

| ACCURACY | PEAK AREA (mAU) | AMT. ADDED (ppm) | AMT. DETERMINED | %RECOVERY | AVERAGE | STANDARD DEVIATION | %RSD |
|---|---|---|---|---|---|---|---|
| 80% | 20831583 | 72 | 72.42229 | 100.5865 | 20872907 | 102445.6 | 0.49 |
| | 20797577 | | 72.30437 | 100.4227 | | | |
| | 20989560 | | 72.97009 | 101.3474 | | | |
| 100% | 22559251 | 80 | 80.09612 | 100.1202 | 22563218.33 | 47672.97 | 0.21 |
| | 22517653 | | 79.95188 | 99.93985 | | | |
| | 22612751 | | 80.28164 | 100.3521 | | | |
| 120% | 24990322 | 88 | 88.52607 | 100.5978 | 25009181.33 | 21634.58 | 0.08 |
| | 25032799 | | 88.67337 | 100.7652 | | | |
| | 25004423 | | 88.57497 | 100.6534 | | | |

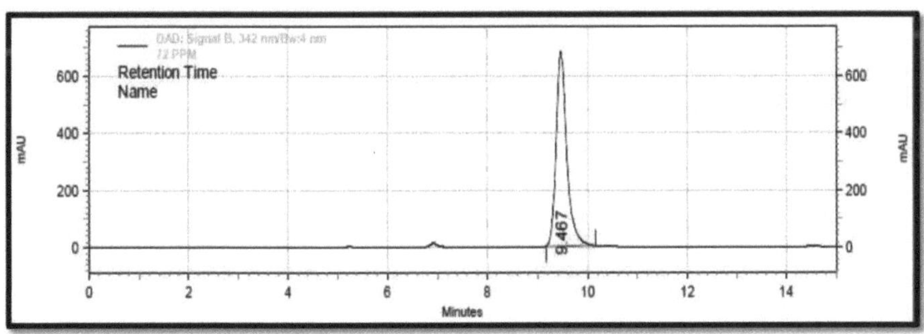


**Figura.4.15 Cromatograma típico de HPLC de um nível de ensaio de 80% para estudos de exatidão**

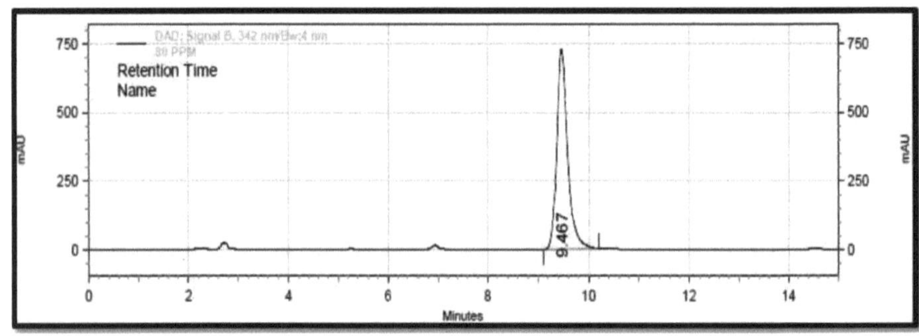

**Figura. 4.16 Cromatograma típico de HPLC de um nível de ensaio de 100% para estudos de exatidão**

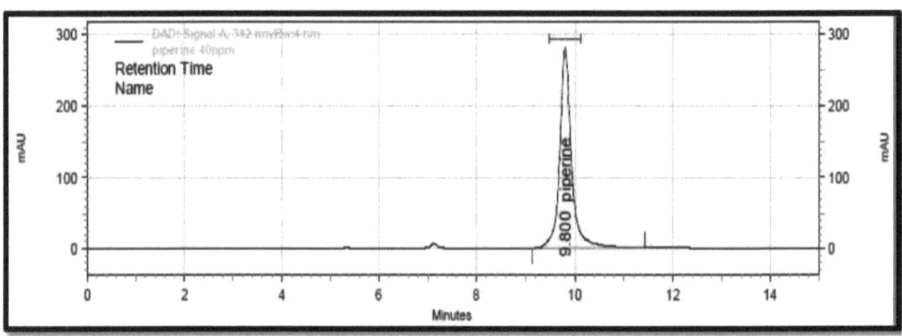

**Figura.4.17 Cromatograma típico de HPLC de 120% do nível de ensaio para estudos de exatidão**

**Resultado:**

A percentagem de recuperação variou entre 98% e 102%, quando a exatidão foi testada através da adição de três concentrações conhecidas do marcador. Os dados de exatidão são apresentados em

**Quadro n.º 4.9**

**Conclusão:** Uma vez que os resultados obtidos estavam bem dentro dos critérios de aceitação, isso indicava que o método era preciso no limite.[26]

# ROBUSTÃO

| Flow rate (ml/min) | Retention Time (min) |
|---|---|
| 0.9 | 9.50 |
| 1.0 | 9.42 |
| 1.1 | 8.65 |

**Tabela.4.10:- Resultado da robustez para a variação do caudal (ml/min) de piperina**

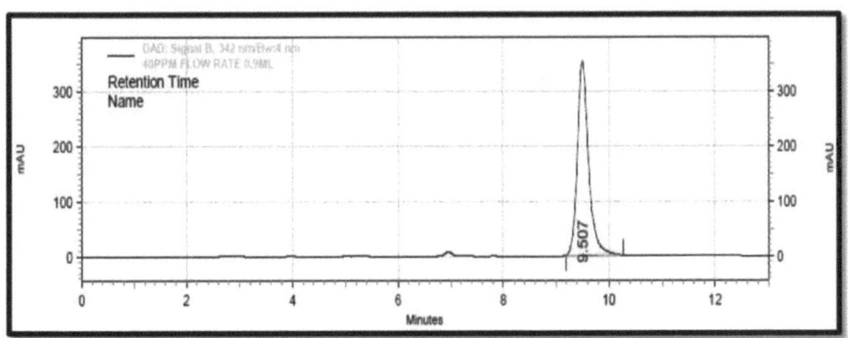

**Figura.4.18 Cromatograma do estudo de robustez para alteração do caudal (0,9 min/ml) de Piperina**

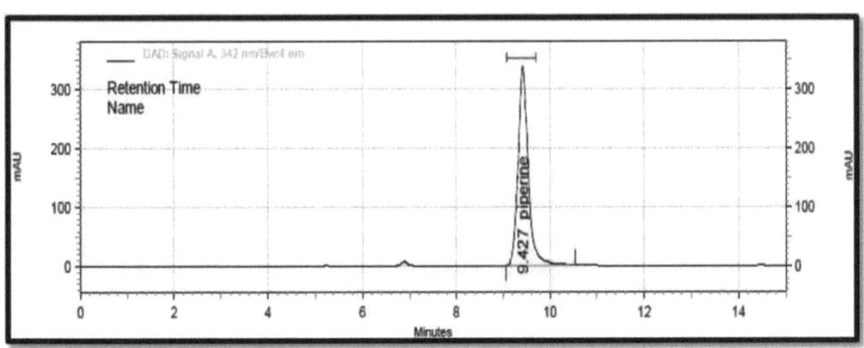

**Figura.4.19 Cromatograma do estudo de robustez para alteração do caudal**

(1,0 min/ml) de piperina

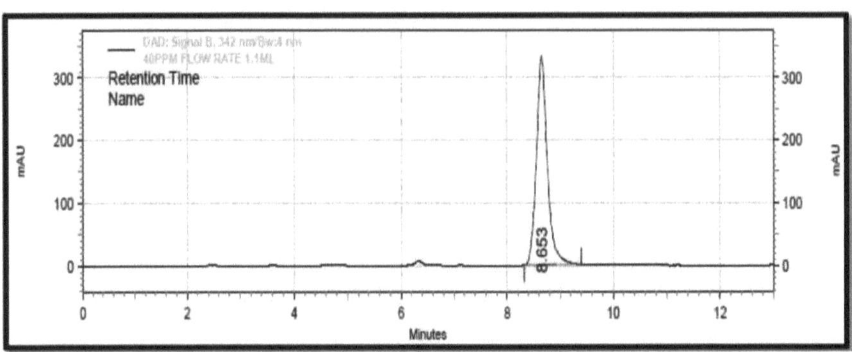

**Figura.4.20 Cromatograma do estudo de robustez para alteração do caudal (1,1 min/ml) de piperina**

**Tabela.4.11 Resultado da robustez para variação na composição da fase móvel**

| Mobile Phase composition | Retention Time (min) |
|---|---|
| 53:47 | 9.80 |
| 52:48 | 9.42 |
| 51:49 | 10.41 |

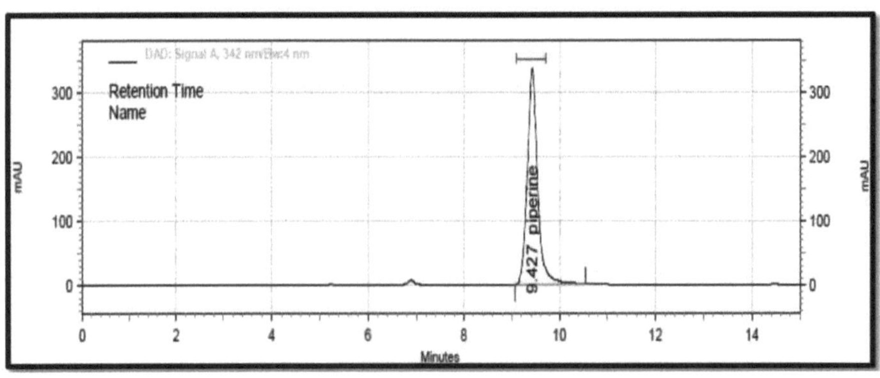


**Figura.4.21 Cromatograma do estudo de robustez para alteração da composição da fase móvel (ACN:     KH2PO4buffer                    , pH:      3.0, 53:47)**

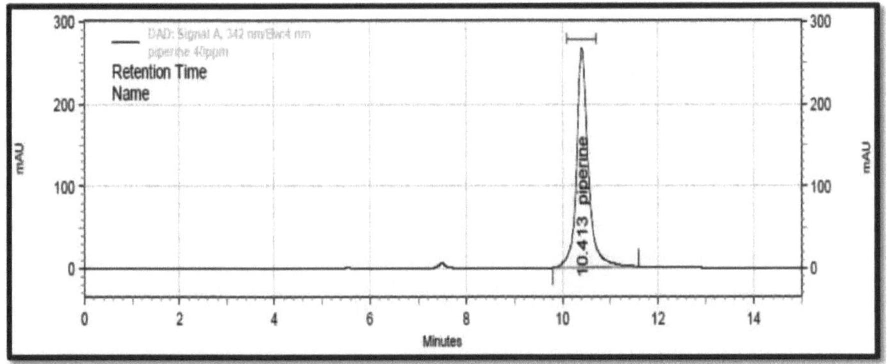


**Figura.4.22 Cromatograma do estudo de robustez para alteração da composição da fase móvel (ACN: tampão KH2PO4, pH: 3,0, 52:48)**

**Limite de deteção e limite de quantificação: (LOD e LOQ)**

O limite de deteção de acordo com as diretrizes ICH Q2 RI foi de 0,0413µg/mL.

**Critérios de aceitação:**-Razão **média** sinal/ruído ≥ 3,0.[26]

O limite de quantificação de acordo com as directrizes ICH Q2 R1 foi de 13,623µg/mL.

**Critérios de aceitação:**-Razão **média** sinal/ruído ≥ 10,0. (% RSD: NMT 2%)[26]

## 4.4 APLICAÇÃO DO MÉTODO HPLC DESENVOLVIDO A UMA FORMULAÇÃO POLI-HERBÁCEA COMERCIALIZADA

## 4.4.1 ASSUNÇÃO:

### 1. SITOPALADICHURNA

O conteúdo de Piperina em Sitopaladi chuma foi encontrado para ser 0,465% w/w.

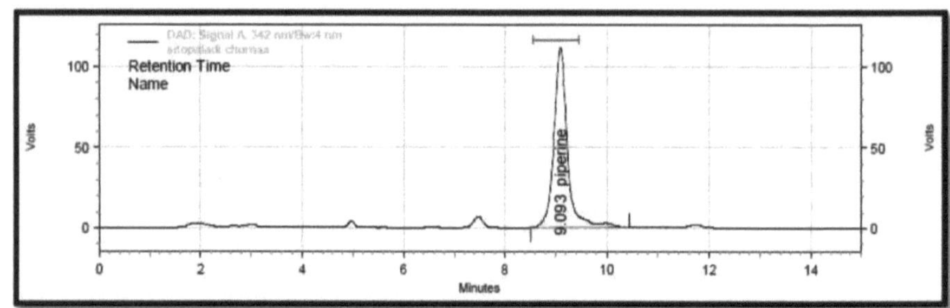

**Figura. 4.23 Cromatograma HPLC típico de Sitopaladi Churna**

## 2. AVIPATTIKAR CHURNA

O conteúdo de Piperina em Avipattikar chuma foi encontrado para ser 0,068% w/w.

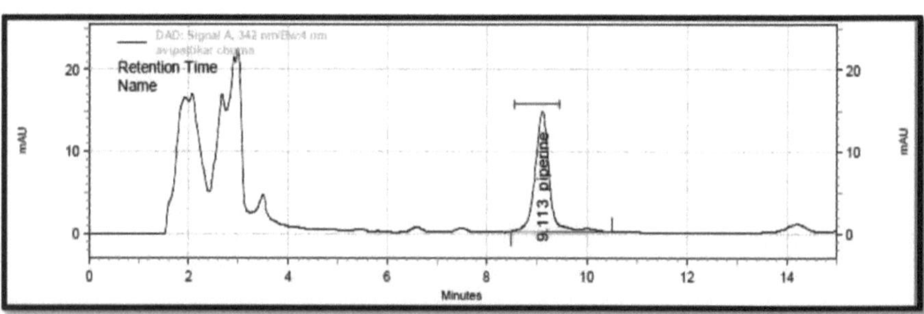

**Figura.4.24 Cromatograma típico de HPLC do Avipattikar Churna**

### 3. Hingwashtak Churna

O conteúdo de Piperina em Hingwashtak chuma foi encontrado para ser 0,318% w/w.

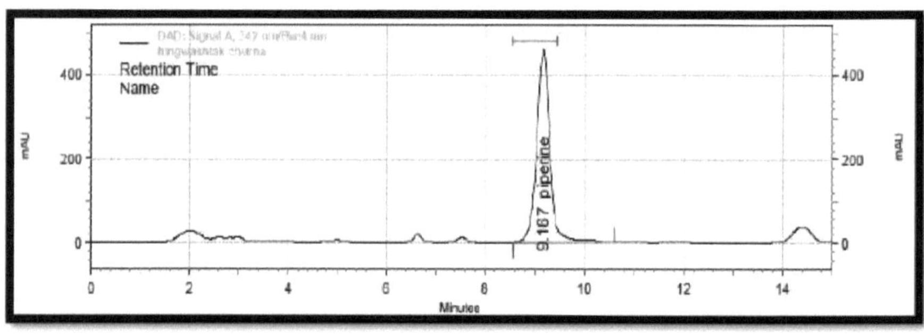

**Figura.4.25 Um cromatograma típico de HPLC de Hingwashtak Churna**

## 4. MAHASUDARSHAN CHURNA

O conteúdo de piperina em Mahasudarshan churna foi encontrado para ser 0,138% w/w.

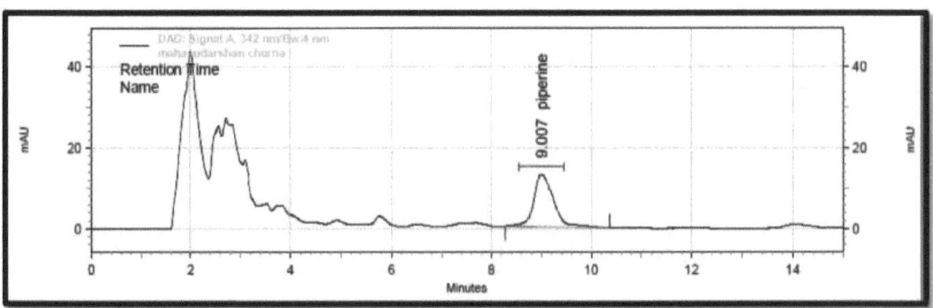


**Figura. 4.26 Um cromatograma HPLC típico de Mahasudarshan Churna**

## 5. LAVANBHASKAR CHURNA

O conteúdo de Piperina em Lavanbhaskar chuma foi encontrado para ser 0,241% w/w.

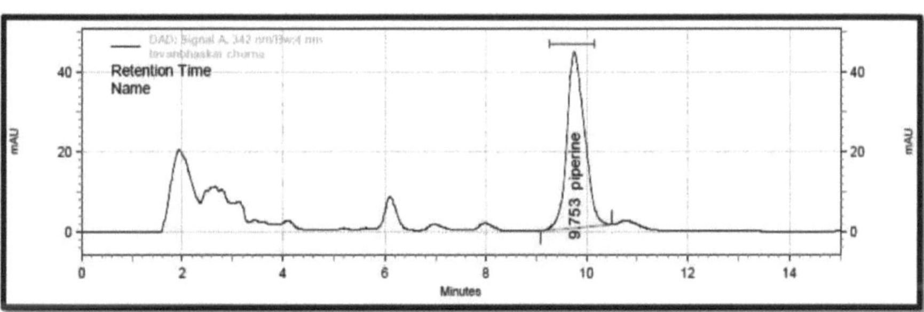


**Figura. 4.27 Um cromatograma HPLC típico de Lavanbhaskar Churna**

## 6.KASNIL VATI

O conteúdo de Piperina em Kasnil Vati foi encontrado para ser 1,61% w/w.

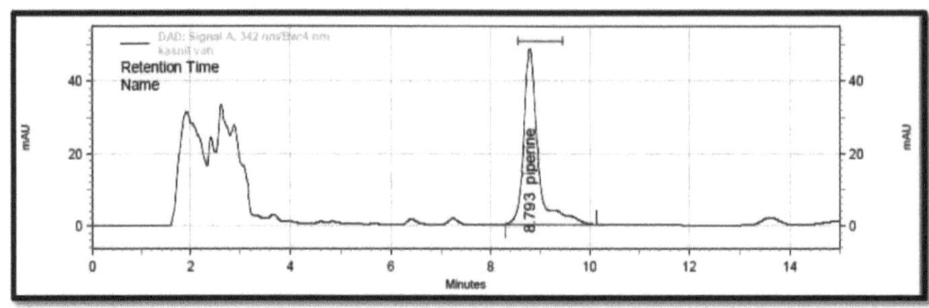

**Figura.4.28 Um cromtograma HPLC típico de Kasnil Vati**

## 7. BRAHMI BATI

O conteúdo de piperina em Brahmi Bati foi encontrado para ser 0,547% w/w.

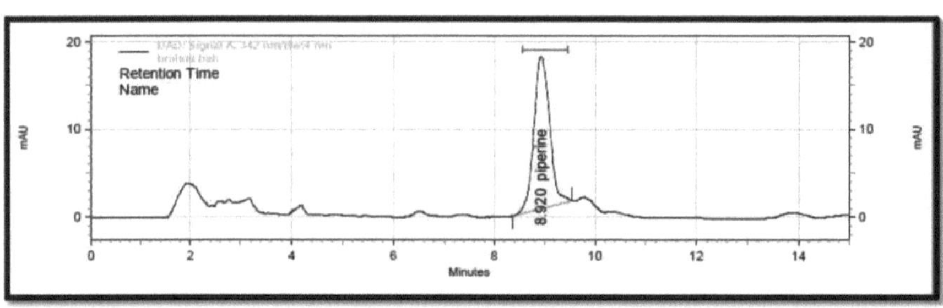

**Figura.4.29.Um cromtograma típico de HPLC de BrahmiBati**

A solução de amostra foi adicionada utilizando os resultados do ensaio a 3 níveis, ou seja, 80%, 100% e 120%. A recuperação foi então calculada a partir da área do pico obtido.

**Tabela.4.12 Estudos de exatidão de formulações ayurvédicas**

| FORMULATIONS | LEVELS (%) | AMOUNT OF PIPERINE ADDED (mg) | AMOUNT OF PIPERINE FOUND (mg) | PERCENT RECOVERY |
|---|---|---|---|---|
| | 80 | 6.05 | 7.63 | 100.68% |
| SITOPALADI CHURNA | 100 | 7.75 | 7.68 | 101.37% |
| | 120 | 9.08 | 7.60 | 100.34% |
| AVIPATTIKAR CHURNA | 80 | 0.91 | 1.13 | 99.54% |
| | 100 | 1.14 | 1.14 | 100.22% |
| | 120 | 1.37 | 1.15 | 101.25% |
| HINGWASHTAK | 80 | 2.55 | 3.19 | 100.24% |

| CHURNA | 100 | 3.18 | 3.78 | 101.34% |
|---|---|---|---|---|
| | 120 | 3.82 | 3.24 | 101.58% |
| MAHASUDARSHAN CHURNA | 80 | 1.10 | 1.36 | 99.05% |
| | 100 | 1.38 | 1.37 | 99.62% |
| | 120 | 1.65 | 1.10 | 101.88% |
| LAVANBHASKAR CHURNA | 80 | 3.23 | 4.00 | 99.13% |
| | 100 | 4.03 | 4.02 | 99.61% |
| | 120 | 4.84 | 4.04 | 100.09% |
| KASNIL VATI | 80 | 2.89 | 3.58 | 99.28% |
| | 100 | 3.61 | 3.62 | 100.25% |
| | 120 | 4.33 | 3.64 | 100.64% |
| BRAHMI BATI | 80 | 1.17 | 1.44 | 99.11% |
| | 100 | 1.46 | 1.46 | 100.35% |
| | 120 | 1.75 | 1.46 | 100.44% |

## 4.5 RESUMO E CONCLUSÃO

Foi desenvolvido um método simples, preciso e exato por RP-HPLC para a quantificação de marcadores, ou seja, piperina. O metanol foi utilizado como solvente para preparar a solução de reserva dos marcadores. A fase estacionária usada para RP-HPLC foi a coluna PrincestonSPHER C18 e a fase móvel otimizada foi Acetonitrila: Tampão fosfato pH 3,0 na proporção 52:48 com vazão de 1 mL/min. O comprimento de onda de deteção utilizado para a piperina foi de 342nm. O método descrito foi linear numa gama de 10-60µg/mL para a piperina. A validação do método desenvolvido foi realizada usando as diretrizes ICH Q2 R1 para parâmetros como especificidade, adequação do sistema, linearidade, precisão, exatidão, robustez, LOD e LOQ. Verificou-se que o método era exato com uma % de RSD de 0,47 para a piperina. Obteve-se uma percentagem de recuperação de 100,78%, 100,13% e 100,66% para níveis de teste de Piperina de 80%, 100% e 120%. Verificou-se que o método é robusto ao efetuar alterações deliberadas na taxa de fluxo e na composição da fase móvel. O LOD e LOQ de Piperina foram encontrados para ser 0,04µg/mL e 13,62µg/mL, respetivamente. A piperina foi extraída de sete formulações ayurvédicas. O conteúdo de piperina em formulações ayurvédicas selecionadas, Sitopaladi churna, Avipattikar churna, Hingwashtak churna, Mahasudarshan churna, Lavanbhaskar churna, Kasnil vati, Brahmi bati foi encontrado para ser 0.465% w/w, 0.068% w/w, 0.318% w/w, 0.138% w/w, 0.241% w/w, 1.61% w/w, 0.547% w/w respetivamente . O método foi aplicado com sucesso para a análise de marcadores em formulações ayurvédicas. O método desenvolvido pode ser utilizado para a análise de controlo de qualidade de rotina da formulação selecionada contendo piperina.

# CAPÍTULO 5

# TRABALHO EXPERIMENTAL

## 5.1 Materiais e métodos

### 5.1.1 Aquisição de normas de referência, fórmulas à base de plantas e produtos químicos

A piperina padrão foi adquirida à Sigma Aldrich, EUA. Sitopaladi Chuma (Shree Baidyanath Ayurved Bhawan Pvt.Ltd), Mahasudarshan Churna (Shree Baidyanath Ayurved Bhawan Pvt.Ltd), Hingwashtak Churna (Shree Baidyanath Ayurved Bhawan Pvt.Ltd), Lavanbhaskar Churna (Shree Baidyanath Ayurved Bhawan Pvt.Ltd), Avipattikar Churna (Shree Baidyanath Ayurved Bhawan Pvt.Ltd), Brahmi Bati (Shree Baidyanath Ayurved Bhawan Pvt.Ltd), Kasnil Vati (SafeLife Herbals Pvt.Ltd). Todas estas formulações foram adquiridas no mercado local.

**Tabela. 5.1 Lista Clıemicai.**

| Sr. No. | Name of Chemicals / Reagents | Grade | Manufacturer/Supplier |
|---|---|---|---|
| 1. | Acetonitrile | HPLC | S.D. Fine Chem. Ltd. Mumbai |
| 2. | Methanol | HPLC | S.D. Fine Chem. Ltd. Mumbai |
| 3. | Ortho-phosphoric acid | Analytical | LobaChemie, Mumbai |
| 4. | Potassium dihydrogen phosphate | Analytical | LobaChemie, Mumbai |

**Tabela. 5.2 Lista de instrumentos e equipamentos utilizados**

| Sr.no. | Name of Instrument/ Equipment | Make | Model |
|---|---|---|---|
| I. | High performance liquid chromatograph | Agilent | 1260 Series |
| II. | Analytical Balance | Tapson's | TA-210 |

| III. | Sonicator | Oscar ultrasonic cleaner | Microclean 103 |
| IV. | Water purification system | Millipore | PURELAB flex |
| V. | pH meter | Eutech instruments | - |
| VI. | UV Spectrophotometer | Shimadzu | 1800 series |
| IX. | Hot air oven | Meta-Lab | MSI-5 |

## 5.2  Caracterização dos marcadores químicos

Os padrões adquiridos foram inicialmente identificados e caracterizados através da utilização de vários parâmetros, sendo depois utilizados. O certificado de análise (COA) destes medicamentos consta do anexo I.

Foram efectuados testes de identificação, tais como propriedades organolépticas, solubilidade, determinação do ponto de fusão, determinação do ponto de ebulição, espetroscopia de infravermelhos e espetrofotometria de ultravioleta-visível.

**a.  Propriedades organolépticas: A piperina** foi avaliada fisicamente quanto à sua cor em relação ao COA.

**b.  Solubilidade:**

Para o estudo da solubilidade, aproximadamente 1 mg do padrão foi adicionado a 1 ml de diferentes solventes, como água, metanol e clorofórmio, e observado.

**c.  Determinação do ponto de fusão:**

O ponto de fusão da piperina foi determinado num aparelho de ponto de fusão aquecido eletricamente (aparelho Veego M.P.).

**d.  Estudo FTIR:**

Para Piperine-

Antes do estudo, o brometo de potássio foi seco durante 2 horas a 120° C. A piperina e o brometo de potássio foram tomados na proporção de 4:1 e triturados num almofariz de ágata utilizando um pilão para uma dispersão uniforme.

A mistura foi depois peletizada utilizando uma máquina de compressão por infravermelhos para obter uma pelota fina, uniforme e transparente. A identidade da amostra foi confirmada através do registo da varredura na gama de 4000cm -400cm$^{-1-}$

[1] no espetrofotómetro FTIR.

# f. Varrimento ultravioleta:

A análise UV de 10ppm de piperina em metanol deu um λmax de 342nm

## 5.3 Procedimentos gerais

5.3.1 Preparação das soluções

### I. Solução diluente:

A fase móvel foi escolhida como diluente porque mostrou uma solubilidade óptima juntamente com uma eluição óptima.

### II. Preparação de uma solução de ácido ortofosfórico 0,1M:

5,6mL de ácido ortofosfórico foram diluídos para 1000mL com água bidestilada para obter ácido ortofosfórico 0,1M.

### III. Preparação de uma solução 0,1 M de KH2PO4:

Foram pesados 13,6 g de di-hidrogenofosfato de potássio e dissolvidos em 1000 ml de água bidestilada para obter uma solução 0,1 M de KH2PO4.

### IV. Preparação de uma solução tampão de fosfato 0,1M, pH 3:[25]

222,5 mL de solução de KH2PO4 e 27,5 mL de solução de ácido ortofosfórico foram misturados para fazer 250 mL de solução tampão, dos quais 200 mL de solução foram retirados e diluídos com 800 mL de água bidestilada para fazer 1 litro de solução tampão de fosfato de pH 3, 0,1M. Filtrada através de um filtro de membrana de nylon de 0,45 μ e desgaseificada com um sonicador durante 10-15 min.

### V. Preparação da fase móvel.[25]

Foi preparada uma mistura de tampão fosfato 0,1M pH 3,0 e acetonitrilo (grau HPLC) na proporção de 48:52.

### VII. Preparação da solução-padrão de piperina.

A solução estoque padrão de piperina foi preparada pesando 10 mg de piperina e transferindo o medicamento para um balão volumétrico de 10mL. 10 mL de metanol (grau HPLC) foram adicionados para obter uma solução estoque de 1000μg/mL. A solução estoque padrão resultante foi preparada pipetando 0,4 ml de solução estoque em balão volumétrico de 10 ml e o volume foi completado com a fase móvel para obter 40 µg/mL de solução.

### IX. Ensaio da formulação ayurvédica

## a) Extração de piperina de formulações ayurvédicas.
## 1.1 De Ayurvedic Churna

Foi pesado um grama de cada formulação ayurvédica e transferido para um frasco cónico, ao qual foram adicionados 100 ml de metanol. Foi sonicado no sonicador Oscar Ultrasonic cleaner durante 15 minutos. Em seguida, filtrou-se através de papel de filtro Whatman. O bagaço deixado foi novamente extraído com 30 mL de metanol. Sonicado e filtrado através de papel de filtro Whatmann. Ambas as soluções foram combinadas. Filtrou-se através de um filtro de seringa de nylon de 0,22 microns. Da solução combinada foi retirado 1mL e diluído com 10mL de fase móvel (tampão KH2PO4 pH 3: ACN; 48:52 % v/v) e injetado no sistema HPLC.

## 1.2 De um comprimido ayurvédico (Vati)

Foram pesados vinte vati e foi determinado o peso médio do vati. O peso do pó equivalente a um vati foi pesado e transferido para um frasco cónico, ao qual foram adicionados 100 ml de metanol. Foi sonicado no sonicador Oscar Ultrasonic cleaner durante 15 minutos. Em seguida, filtrou-se com papel de filtro Whatman. O bagaço deixado foi novamente extraído com 30 mL de metanol. Sonicado e filtrado através de papel de filtro Whatmann. Ambas as soluções foram combinadas. Filtrou-se através de um filtro de seringa de nylon de 0,22 microns. Da solução combinada foi retirado 1mL e diluído com 10mL diluído com fase móvel (tampão KH2PO4 pH 3: ACN; 48:52 % v/v) e injetado no sistema HPLC.

### 5.4 Desenvolvimento do método analítico

- A análise espectrofotométrica UV foi efectuada em metanol

a) O λmax da piperina (10 ppm) em metanol é o indicado na **Fig. 5.1**

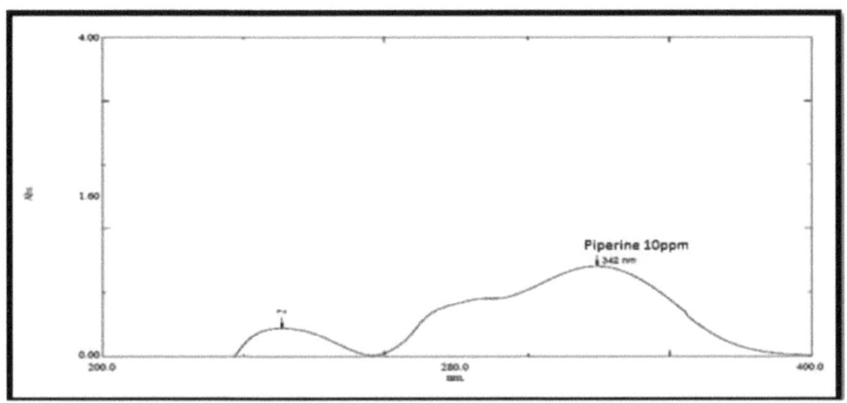


**Figura.5.1 Varrimento UV de 10ppm de piperina em metanol**

**5.5  Desenvolvimento do método HPLC**

**Tabela n.º 5.3 Ensaios de HPLC da Piperina:-**

| TRIALS | COLUMN USED | MOBILE PHASE COMPOSITION | FLOW RATE (ml/min) | RETENTION TIME (mins) |
|---|---|---|---|---|
| 1 | HYPERSIL Silica C$_{18}$(250x4.6mm) 5µ | ACN : 0.1% OPA (50:50v/v) | 1 | 3.14 |

| 2 | HYPERSIL Silica C18(250x4.6mm) 5µ | Methanol : water (50:50 v/v) | 1 | 3.39 |
|---|---|---|---|---|
| 3 | PHENOMENEX C8(250x4.6mm) 5µ | Methanol : water (70:30 v/v) | 1 | 7.26 |
| 4 | PHENOMENEX C8(250x4.6mm) 5µ | ACN : KH2PO4 buffer (pH 3) (50:50 v/v) | 1 | 10.53 |
| 5 | PRINCETON SPHERE C18 (250x4.6mm) 5µ | ACN : KH2PO4 buffer (pH 3) (50:50 v/v) | 1 | 10.8 |

## Desenvolvimento do método

Para desenvolver o método, foi realizado um estudo sistemático do efeito de vários factores, variando um parâmetro de cada vez e mantendo todas as outras condições constantes. O desenvolvimento do método consiste na seleção do comprimento de onda adequado e na seleção das fases estacionária e móvel, na seleção do pH da fase móvel e na seleção do caudal. Para o efeito, foram realizados os seguintes estudos.

a) Comprimento de onda de deteção: Foram registados os espectros cromatográficos de HPLC de soluções diluídas da Piperina (40 µg/mL) em fase móvel.

b) Seleção do pH: O pH da fase móvel foi selecionado com base na boa resolução, na boa forma dos picos, na simetria dos picos, nas placas teóricas, no menor fator de cauda, etc. Uma condição cromatográfica optimizada é aquela que satisfaz todos os parâmetros de adequação do sistema, tais como o tempo de retenção, a área, o fator de cauda e as placas teóricas.

c) Seleção da fase móvel: Foram efectuados vários ensaios sistemáticos para otimizar a fase móvel. Foram experimentados diferentes solventes, como o metanol (grau HPLC), o acetonitrilo (grau HPLC), a água e o tampão fosfato, em diferentes proporções, de modo a obter picos nítidos e a satisfazer todos os parâmetros de adequação do sistema.

d) Escolha da fase estacionária: Foram efectuados ensaios preliminares de desenvolvimento com as colunas Hypersil Cis e Phenomenex $C_8$. A fase estacionária foi selecionada com base na boa simetria dos picos, na boa resolução dos picos e nas placas teóricas.

e) Seleção do caudal da fase móvel: A taxa de fluxo da fase móvel foi mantida constante de iml/min para uma separação óptima dos picos. Um caudal mínimo, bem como um tempo de execução mínimo, permite poupar ao máximo na utilização de solventes. Foi selecionado o caudal ótimo para o qual o número da placa da coluna (N) era máximo, com a melhor resolução com um tempo de execução curto (i5min).

## 5.6 Condições cromatográficas optimizadas:

Após a realização de vários ensaios sistemáticos para otimizar as condições cromatográficas, foi desenvolvido um método RP-HPLC sensível, preciso e exato para a análise de ambos os marcadores. As condições cromatográficas optimizadas para a piperina são apresentadas na **Tabela no. 5.4 e Tabela no. 5.5**, respetivamente.

**Tabela.5.4 Condições cromatográficas optimizadas para a estimativa da piperina:-**

| Parameters | Chromatographic Conditions |
| --- | --- |
| Instrument | Agilent 1260 series with PDA detector |
| Column | Princeton Sphere C18 (250x4.6mm) |
| Mobile phase | ACN : $KH_2PO_4$ buffer (pH 3) (52:48 v/v) |

| | |
| --- | --- |
| Injection volume | 20µl |
| Flow rate | 1 ml/min |
| Wavelength | 342 nm |
| Run time | 15 min |
| Retention time | 9.42 min |

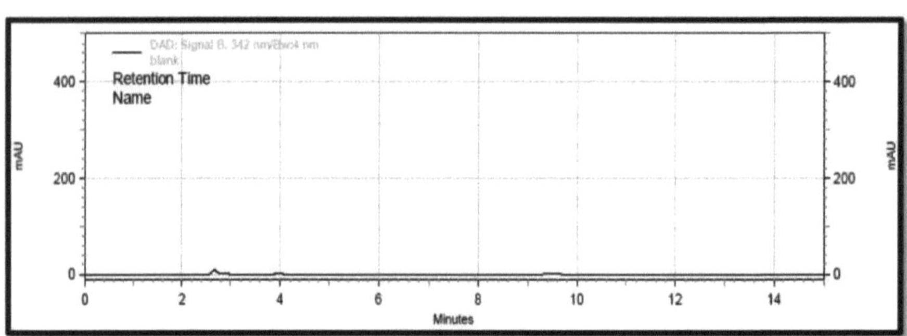


**Figura. 5.2:- Um cromatograma típico de HPLC da fase móvel (branco) a 342 nm**

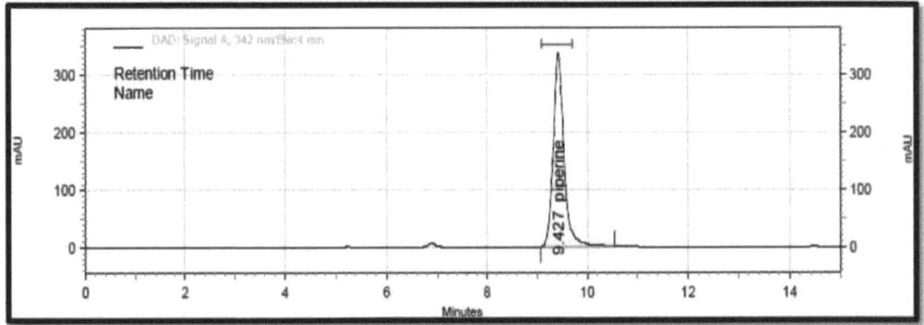

**Figura. 5.3 Cromatograma típico de HPLC da piperina em condições cromatográficas optimizadas**

## 5.7 Validação do método HPLC

O método desenvolvido foi validado em relação a parâmetros como a especificidade, a linearidade, a precisão, a exatidão, o limite de deteção e o limite de quantificação.

### l. Especificidade

Para comprovar a especificidade do método de HPLC proposto, foram preparadas e injectadas as seguintes soluções

**1)** Solução diluente

**2)** Solução padrão

(O procedimento para a preparação destas soluções é o mesmo que o mencionado na secção 5.3.1)

**Critérios de aceitação:**

Não deve haver qualquer interferência de outros picos ou qualquer impureza ou produto de degradação no tempo de retenção do pico da substância a analisar.[26]

### 2. linearidade:

**Preparação da solução-mãe padrão:**

Pesaram-se 10 mg de piperina e transferiram-se para balões volumétricos de 10 ml, adicionaram-se 10 ml de metanol (grau HPLC) a cada balão e agitou-se intermitentemente. O volume foi então completado com metanol (grau HPLC) para obter 1000 ppm de solução-mãe e misturou-se bem.

Várias concentrações de piperina, ou seja, 0,1mL, 0,2mL, 0,3mL, 0,4mL, 0,5mL,

0,6mL foram preparadas pipetando os respectivos volumes da solução estoque padrão e o volume foi aumentado para 10mL para obter concentrações na faixa de 10-60 µg/mL de piperina, respetivamente. As respostas da área de pico das soluções foram registadas a 342 nm, respetivamente.

A curva de calibração foi obtida traçando a concentração no eixo X e a área do pico no eixo Y. Foram calculados o coeficiente de correlação e a equação de melhor ajuste. A análise de regressão linear demonstrou a aceitabilidade do método para análise quantitativa em toda a gama de concentrações.

**Critérios de aceitação:**

**Tabela.5.5 Critérios de aceitação dos estudos de linearidade**

| Sr. No. | Parameter | Acceptance Criteria |
|---------|-----------|---------------------|
| 1 | Correlation coefficient ($r^2$) | $\geq 0.99$ |
| 2 | %Y – Intercept | $\leq \pm 5\%$ |

## 3) Precisão: (ICH Q2 RI)[26]

Preparação da solução-mãe padrão:

Piperina 10mg foram pesados e transferidos para dois frascos volumétricos de 10mL diferentes, 10mL de metanol (grau HPLC) foram adicionados a cada frasco juntamente com agitação intermitente, o volume foi então completado com metanol (grau HPLC) para fazer 1000ppm de solução estoque e bem misturado. A partir da solução estoque padrão acima, 0,4mL de Piperina foi transferido em seis balões volumétricos de 10mL cada, completados com fase móvel e bem misturados para fazer 40µg/mL.

## 4. repetibilidade:

A repetibilidade foi avaliada através da análise de piperina (40µg/mL) seis vezes no mesmo dia. A precisão intra-dia e inter-dia foi estabelecida através da análise de soluções padrão de 40 µg/mL seis vezes no mesmo dia e nos dois dias seguintes, respetivamente. Os valores do desvio padrão relativo foram calculados.

# Critérios de aceitação:

**Tabela.5.6:-** Critérios de aceitação dos estudos de precisão

| Sr. No. | Parameter | Acceptance Criteria |
|---|---|---|
| 4. | System suitability parameter | Must pass |
| 5. | %RSD | NMT 2.0 |

# 5. Exatidão

Foram pesados 10 mg de piperina e transferidos para dois balões volumétricos diferentes de 10 ml, tendo sido adicionados 10 ml de metanol (grau HPLC) a cada balão, com agitação intermitente. O volume foi então completado com metanol (grau HPLC) para obter 1000 ppm de solução-mãe e bem misturado.

A partir da solução estoque padrão acima, 0,4mL de Piperina foi transferido para um balão volumétrico de 10mL, completado com fase móvel e bem misturado para fazer 40µg/mL, que foi usado como concentração de teste.As soluções de piperina de concentração 72 µg/mL, 80 µg/mL, 88 µg/mL foram preparadas por adição à concentração de teste, ou seja, 40µg/mL, para obter soluções de nível de precisão de 80%, 100% e 120%. Em seguida, foi determinada a recuperação da concentração do marcador adicionado.

**Critérios de aceitação:**

A percentagem de recuperação deve situar-se entre 98,0% e 102,0%.[26]

## 7. Robustez

A robustez de um procedimento analítico foi medida efectuando pequenas, mas deliberadas, variações nos parâmetros do método a seguir.

☐ Caudal

□   Composição da fase móvel

**Influência da variação dos parâmetros de ensaio:**

**Tabela.5.7 Parâmetros testados através da realização de variações deliberadas.**

| Sr. No. | Parameters | Deliberate Changes |
|---|---|---|
| 1. | Flow rate of mobile phase | 0.9 mL/min and 1.1 mL/min <br><br> ($\pm$ 0.1 mL per minute) i.e. 10% |
| 2. | Composition of mobile phase | $\pm$ 10% Variation in composition i.e. ACN : KH2PO4 buffer, pH:3.0, (53:47) and ACN : KH2PO4 buffer, pH:3.0, (51:49) for Piperine |

**Critérios de aceitação:**

A %RSD não deve ser superior a 2,0%.[30]

8.  **Limite de deteção e limite de quantificação (LOD e LOQ):**

O limite de deteção e a quantificação foram determinados a partir do desvio padrão da interceção y e do declive do gráfico de linearidade.

**Fórmulas para a previsão deLOD e LOQ:**

O limite de deteção **(LOD)** pode ser expresso da seguinte forma

$$\text{LOD} = 3{,}3 \; \sigma/S$$

O limite de quantificação **(LOQ)** pode ser expresso da seguinte forma

$$\text{LOQ} = 10 \; \sigma/S$$

Onde,

σ: Desvio-padrão residual da resposta

Declive: Declive do gráfico de linearidade

**Tabela.5.8:-Critérios de aceitação de LOD e LOQ^^**

| Sr. | Parameter | Acceptance criteria |
|---|---|---|
| 1. | Correlation coefficient ($r^2$) | $\geq$ 0.99 |
| 2. | LOD (µg per mL) | S/N > 3 |
| 3. | LOQ (µg per mL) | S/N > 10 |

# CAPÍTULO 6

## Referências


1 . Veena D. Singh *et al.*, A review of Instrumental analytical methods to assay active ingredients in multicomponent pharmaceutical formulations, Columbia Journal of Pharmaceutical Sciences, 2014(1); April-June, page no. 2739

2 . Uslu, B.; Lingeman, H.; Sibel, A.; Palit, M & Burcu, D.T. Desenvolvimento e validação de métodos analíticos de análise farmacêutica utilizando

Técnicas Cromatográficas. *Chromatography Research International*, 2012, Volume 2012, Artigo ID 948129, 1 página.

3 . Desenvolvimento e validação de métodos analíticos, *Ciências das partículas Serviços de desenvolvimento de medicamentos, Resumo técnico 2009*, Volume 5

4 . Hingole Ashwin et al., Desenvolvimento e validação do método RP-HPLC numa formulação multicomponente, *Revista Internacional de Investigação em Farmácia*, 2012, 3(8), página nº 22-25

5 . Satheesh Madhavi NN, Kumud Upadhya, Asha bishti. Rastreio fitoquímico e padronização de formulação poli-herbácea para dislipidemia. *Revista indiana de fisiologia e farmacologia*, 3(3), 2011.

6 . Sunita Panchawat, Kamal Singh Rathore, Sssisodia Nema RK. Padronização e avaliação de formulações de medicamentos à base de plantas. 2010.

7 . Zafar, R.; Panwar, R. & SagarBhanu, P.S. Herbal drug standardization: *The Indian Pharmacist*.2005, 4(36), 21-5.

8 . Arun Rasheed, Sravya Reddy B, Roja C, Uma revisão sobre a padronização da formulação de ervas, *International Journal of Phytotherapy,* 2012, Vol 2, Issue 2, Page no. 74-88.

9 . http://www.pharmainfo.net/reviews/who-guidelines-herbal-drug-standardization

10 .https://dravyagunatvpm.wordpress.com/ayurvedic-formulary-of-india/

11 Protocolo para testar medicamentos ayurveda, siddha e unani. Departamento de AYUSH, Ministério da Saúde e do Bem-Estar Familiar, Ghaziabad [em linha]

http://www.researchgate.net/publication/224944109 Protocolo para o ensaio de

Medicamentos ayurvédicos Siddha_e_Unani

12 Amrita Mishra et al., HPLC analysis and standardization of Brahmi Vati - An

Ayurvedic polyherbal formulation, *Journal of Young Pharmacists*, 5 (2013), page no. 77-82

13 .Kunle et.al., Standardization of herbal medicines - A review, International Journal of Biodiversity and Conservation, Vol. 4(3), march 2012, page no. 101112

14 .Rahul Raj Surisetty et al., Standardization of Marketed Chuma an Ayurvedic Polyherbal Formulation, *International Journal of Pharmaceutical Sciences Review and Research*,28(2), setembro - outubro 2014, Página no. 108-110

15 Pattanayak P, Hardel D.K, Mohapatra P, Standardization of Vaisvanara Churna: A Polyherbal Formulation, *Journal of*

*Pharmacognosy*, 2(5), 2010, página no. 50- 59.

16 .https7/www.ayurtimes.com/sitopaladi-churna/(datado de 4[the] de abril de 2016)

17 Vijay Kumar Singh et.al., Piperine : Delightful surprise to the biological world, made by plant "Pepper" and a great bioavailability enhancer for our drugs and supplements, World *Journal of Pharmaceutical Research*, Vol 3, Issue 6, 2014, page no. 2084-2098

18 Vipul Upadhya et.al., Desenvolvimento e validação do método Rapid RP HPLC para a estimativa de piperina em Piper unigram L., *International Journal of Herbal medicine*, 1(4),2013, página no. 6-9

19 . Jaldip Jasoliya et.al., Method Development and Validation of RP HPLC method for simultaneous estimation of Resveratrol and Piperine in combined capsule dosage form, *World Journal of Pharmacy and Pharmaceutical sciences*, Vol.3, Issue 5, page no. 1096 -1107

20 Ganesh Muguli ET. al., RP-HPLC Method for determination of Piperine, Guggulusterone and Embelin in a Ayurvedic Formulation Kaishoraguggulu, *Indo American Journal of Pharmaceutical research*, 2014, 4(10), 4042-4046.

21 Ganesh Tapadiya et.al., Quantitative Estimation of Piperine from Pharmaceutical Dosage Form by HPTLC, *Asian Journal of Pharmaceutical and Clinical Research*, 2009, Vol 2, Issue 2, Page no. 47-50

22 Ekta, N. R.; Namdeo, K. P. & Samal, P.K. Estratégias de normalização para medicamentos à base de plantas - uma visão geral. Research J Pharm and Tech.Oct- Dec. 2008; 1(4): 3I0- 12.

23 Patra, K.C.; Pareta, S.K.; Harwansh, R.K.; Jayaram K. Traditional approaches

towards standardization of herbal medicines -A review. J Pharm Sic Technol. 2010, 2 (11), 372- 79.

24 Satheesh Madhavi NN, Kumud Upadhya, Asha bishti. Triagem fitoquímica e padronização de formulação poli-herbácea para dislipidemia. *Revista indiana de fisiologia e farmacologia*, 3(3), 2011.

25 .Lloyd R. Snyder, Joseph j. Kirkland, Joseph L. Glajch, Practical HPLC Method development, Second edition., Page no. 1-745

26 .http://www.ich.org/products/guidelines/quality/article/quality-guidelines.html (datado de 2$^{nd}$ de junho de 2016)

27 . Carol White, Infrared analysis of Piperine in Black pepper, página nº. 1-4

28 Kochhar, S.L. Tropical crops: A textbook of economy botany. Macmillan Pub Ltd. Londres 1981; 268-71.

29 . Yadav, N.P. & Dixit, V.K. Recent approaches in herbal drug standardisation. 2003, 2 (3), 195-203.

30 . Doughari, J.H.; Human, I.S.; Bennade, S & Ndakidemi,                    P.A.

Fitoquímicos como agentes quimioterapêuticos e antioxidantes: Possível solução para o controlo de bactérias produtoras de verocitotoxinas resistentes a antibióticos. J of Medicinal Plants Research. 2009, 3 (11), 839-848.

31 . Yadav, N.P. & Dixit, VK. Abordagens recentes na padronização de medicamentos à base de plantas. Int J IntegrBiol. 2008; 2:195-203.

32 Pushpangadan. Directrizes da OMS sobre boas práticas de recolha agrícola (GACP) para plantas medicinais. Indian J Med Res. 2004.

33 Estatuto jurídico da medicina tradicional e da medicina complementar/alternativa: A worldwide review. Genebra: Saúde Mundial; 2001

34 . Semana da Ciência Disponível em :http://scienceweek.com, http://scienceweek.com/2005/sc050204-6.html. [Datado em junho de 2016].

35 .AYUSH Disponível em: http://indianmedicine.nic.in. [Datado de junho de 2016].

36 Fabricant, D.S. & Farnsworth, N.R. The value of plants used in traditional medicine for drug discovery. Environ Health Perspex. 2001, 109, 69-75.

37 Valiathan, M.S. & Tate, U. Ayurveda: O momento de experimentar. Int J of Ayurveda research. 2001,1 (1), 3-4.

38  Sharma, P.V. Charakasamhita. Varanasi: ChoukhambaOrientalia, 1981.

39  Murthy, K.R.S. Sushrutasamhita (700 a.C.). Varanasi: ChoukhambaOrientalia, 2005

40  ... Chopra, A. & Diaphone, V.V. Ayurvedic medicine, core concept, therapeutic principles, and current relevance. Complement Alter Med. 2002, 86, 75-89.

41  Murthy KRS. Sarangdhara smite. Varanasi: Chaukambha Orientalia, 2001.

42  Murthy, K.R.S.                                    Astanga-HridayaofVagbhata  .
Varanasi:

Choukhambaorientalia, 2005.

43  Viswanathan, M.V.; Unnikrishnan, P.M.; Komatsu, K.; Fushimi, H.; & Basnet, P.A. A brief introduction to Ayurvedic System of Medicine and some of its problems.Indian J Trad know.2003,2,159-169.

44  Rastogi S. Building bridges between Ayurveda and modern science (Construindo pontes entre a Ayurveda e a ciência moderna). Int J of Ayurveda research. 2001,1(1),41-42.

# CAPÍTULO 7

# APÊNDICE

## COA DE PIPERINA

---

# Certificate of Analysis

Product Name:
Piperine – 97%

| | |
|---|---|
| **Product Number:** | **P49007** |
| **Lot Number:** | **MKBJ9209V** |
| Brand: | ALDRICH |
| CAS Number: | 94-62-2 |
| MDL Number: | MFCD00005839 |
| Formula: | C17H19NO3 |
| Formula Weight: | 285.34 g/mol |
| Quality Release Date: | 02 FEB 2012 |

| Test | Specification | Result |
|---|---|---|
| Appearance (Color) | White to Light Yellow and Faint Beige to Beige and Faint Brown to Light Brown | Light Yellow |
| Appearance (Form) | Powder or Solid or Crystals or Crystalline Chunk(s) or Chunk(s) | Powder |
| Infrared spectrum | Conforms to Structure | Conforms |
| Carbon | 69.0 - 74.1 % | 70.2 % |
| Nitrogen | 4.6 - 5.2 % | 4.8 % |
| Purity (TLC) | $\geq$ 97 % | > 97 % |
| Solubility (Turbidity) c = 5%; Chloroform | Clear to Hazy | Slightly Hazy |
| Solubility (Color) | Colorless to Yellow | Yellow |

*Jamie Gleason*

Jamie Gleason, Manager
Quality Control
Milwaukee, Wisconsin  US



Version Number: 1                                   Page 1 of 1

# Lista de abreviaturas

| Abbreviations | Full Form |
| --- | --- |
| % RSD | Percentage relative standard Deviation |
| °C | Degree Celsius |
| ACN | Acetonitrile |
| FTIR | Fourier Transform Infrared |
| gm | Gram |
| mg | Milligram |
| ICH | International Conference on Harmonization |
| KBr | Potassium Bromide |
| KH2PO4 | Potassium dihydrogen phosphate |
| LOD | Limit of detection |
| min | Minutes |
| ml | Milliliter |
| NMT | Not more than |
| UV-Vis | Ultra-violet-Visible |
| RP-HPLC | Reverse Phase High Performance liquid Chromatography |
| nm | Nanometer |
| ppm | Parts per million |
| $r^2$ | Correlation coefficient |
| Rt | Retention time |

| SD | Standard Deviation |
| Λmax | Wavelength of maximum Absorbance |
| μg | Microgram |
| μl | Microliter |
| WHO | World Health Organization |
| M | Molar |
| COA | Certificate of analysis |
| v/v | Volume by Volume |

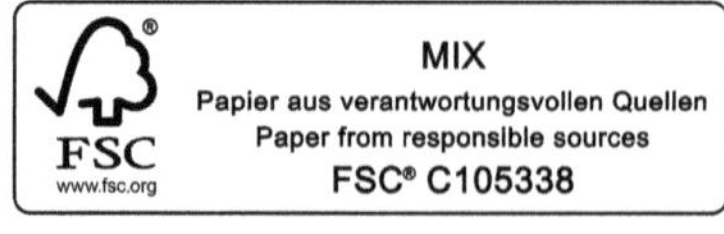


Printed by Books on Demand GmbH, Norderstedt / Germany